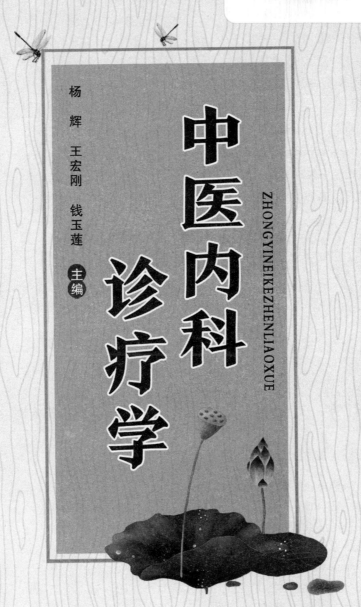

杨　辉　王宏刚　钱玉莲　主编

中医内科诊疗学

ZHONGYINEIKEZHENLIAOXUE

江西科学技术出版社

江西·南昌

图书在版编目（CIP）数据

中医内科诊疗学/杨辉, 王宏刚, 钱玉莲主编. --

南昌：江西科学技术出版社, 2019.6（2023.7重印）

ISBN 978-7-5390-6844-2

Ⅰ.①中… Ⅱ.①杨… ②王… ③钱… Ⅲ.①中医内

科 – 疾病 – 诊疗 Ⅳ.①R25

中国版本图书馆CIP数据核字（2019）第125098号

国际互联网（Internet）地址：

http://www.jxkjcbs.com

选题序号：KX2019054

图书代码：B19079-102

中医内科诊疗学　　　　　　　　　　　杨辉　　王宏刚　　钱玉莲　　主编

出版发行	江西科学技术出版社
社址	南昌市蓼洲街2号附1号
	邮编：330009　电话：（0791）86623491　86639342（传真）
印刷	永清县晔盛亚胶印有限公司
经销	各地新华书店
开本	787 mm × 1092 mm　1/16
字数	138千字
印张	8.75
版次	2019年6月第1版　2023年7月第2次印刷
书号	ISBN 978-7-5390-6844-2
定价	50.00元

赣版权登字-03-2019-159

前　言

　　中医学是中华民族优秀文化的重要组成部分,是中国的国粹。中华民族自强不息的精神,博大精深的文化,影响和造就了中医学。中医学文化吸取了儒、道、释、法、阴阳、兵、农等丰富的思想营养,交织着天、地、人之间的和谐,与传统哲学、历法、天文、礼仪等相互依存,相互促进,特别是提出"与天地相参、与日月相应、与四时相符、天地万物为一"的"天人合一"理念,以及整体思维模式,无不闪耀着东方文化的璀璨光芒。实际上,中医学是研究人体生理、病理以及疾病的诊断和防治等的一门科学,其精髓与特色就在于它独特的理论体系和丰富的临床经验,直到今天,中医学仍然在为维护人们的健康发挥着其重要的作用。

　　中医内科诊疗学是以中医理论阐述内科疾病的病理病机、临床症状与诊断、治疗方法的一门学科。本书分中医基础理论、中医基本诊断、中医内科疾病、中医内科病因病机与临床症状和中医内科常见疾病治疗五大部分,基本囊括了常见中医内科诊断与辩证治疗的内容,为我国中医内科临床诊疗的发展提供理论指导。

　　由于本书包罗内容较多,涉及知识较烦琐,编写人员较多,各章节内容的格式、深度和广度可能并不一致,且谬误无可避免,敬请广大读者批评指正。

目 录

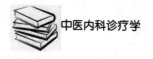

1　中医基础理论

1.1　阴阳五行学说

中医理论是在中华文化的影响下发展起来的。《黄帝内经》把阴阳、五行全面而系统地运用于医学,形成了中医的理论基础。"生之本,本于阴阳""人生有形,不离阴阳"以及"阴阳者天地之道也,万物之纲纪也,变化之父母,生杀之本始,神明之府也"这样的定位形成了阴阳学说在中医理论的主导地位。"天有五行御五位,以生寒暑燥湿风。人有五脏化五气,以生喜怒思忧恐。"《黄帝内经》把阴阳和五行联系起来,把五行和脏腑联系起来,把脏腑和情志联系起来,形成了中医完整的系统理论。形成了以阴阳、五行为基础的中医诊断。

1.1.1　阴阳

基于《易经》的阴阳概念是中国哲学的重要范畴。《易经·系辞上传》"一阴一阳谓之道。"阴阳是中医的基础,也是五行的基础。《黄帝内经》通篇贯穿着阴阳。阴阳使中医理论具有更高层次意义上的系统性。

1.1.1.1　阴阳的作用

"法于阴阳","把握阴阳","从阴阳则生,逆之则死"这便是阴阳的作用。

《黄帝内经》中开篇《素问·上古天真论》便有"其知道者,法于阴阳,和于术数,食饮有节,起居有常,不妄作劳,故能形与神俱,而尽终其天年,度百岁乃去……上古有真人者,提挈天地,把握阴阳,呼吸精气,独立守神,肌肉若一,故能寿敝天地,无有终时,此其道生。"

《素问·生气通天论》:"夫自古通天者,生之本,本于阴阳。"

《素问·宝命全形论》:"人生有形,不离阴阳。"

1.1.1.2　阴阳如何作用于人体

《素问·四气调神大论》:"四时阴阳者,万物之根本也……阴阳四时者,万物之终

始也;生死之本也;逆之则灾害生,从之则苛疾不起,是谓得道。道者圣人行之,愚者佩之。从阴阳则生,逆之则死。"

《素问·宝命全形论》:"夫人生于地,悬命于天;天地合气,命之曰人……人以天地之气生,四时之法成。"

《素问·欬论》:"人与天地相参。"

1.1.1.3　阴阳在人体的具体分布规律

《素问·金匮真言论》:"言人之阴阳,则外为阳,内为阴。言人身之阴阳,则背为阳,腹为阴。言人身之脏腑中阴阳,则脏者为阴,腑者为阳。肝心脾肺肾五脏皆为阴,胆胃大肠小肠膀胱三焦六腑皆为阳。"

《素问·阴阳应象大论》:"天地者,万物之上下也;阴阳者,血气之男女也;左右者,阴阳之道路也;水火者,阴阳之征兆也;阴阳者,万物之能始也。故曰:阴在内,阳之守也,阳在外,阴之使也。"

1.1.1.4　阴阳与疾病

《灵枢·四时气》:"百病之起,皆有所生。"

《素问·调经论》:"夫邪之生也,或生于阴,或生于阳。其生于阳者,得之风雨寒暑;其生于阴者,得之饮食居处,阴阳喜怒。"

《灵枢·邪气藏府病形》:"阴之与阳也,异名同类,上下相会,经络之相贯,如环无端。邪之中人,或中于阴,或中于阳,上下左右,无有恒常……诸阳之会,皆在于面。中人也,方乘虚时及新用力,若饮食汗出,腠理开而中于邪。中于面,则下阳明。中于项,则下太阳。中于颊,则下少阳。"

《灵枢·顺气一日分为四》:"百病之所始生者,必起于燥湿寒暑风雨阴阳喜怒饮食居处。"

《灵枢·百病始生》:"喜怒不节则伤脏,风雨则伤上,清湿则伤下。"

《素问·阴阳应象大论》:"阴胜则身寒,汗出身常清……此阴阳更胜之变,病之形能也。"

1.1.1.5　阴阳与诊断

《素问·示从容论》:"圣人之治病,循法守度,援物比类,化之冥冥,循上及下,何必守经。"

《素问·阴阳应象大论》:"善诊者,察色按脉,先别阴阳,审清浊而知部分;视喘息,听音声,而知所苦;观权衡规矩,而知病所主;按尺寸,观浮沉滑涩而知病所生以治。

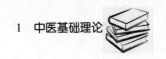

无过以诊则不失矣。"

《素问·阴阳别论》："脉有阴阳,知阳者知阴,知阴者知阳……所谓阴阳者,去者为阴,至者为阳,静者为阴,动者为阳,迟者为阴,数者为阳。"

《素问·脉要精微论》："阴阳有时,与脉为期,期而相失,知脉所分。分之有期,故知死时。微妙在脉,不可不察,察之有纪,从阴阳始,始之有经,从五行生,生之有度,四时为宜。补泻勿失,与天地如一。得一之情,以知死生。"

《素问·方盛衰论》："以圣人持诊之道,先后阴阳而持之,奇恒之势,乃六十首,诊合微之事,追阴阳之变,章五中之情,其中之论,取虚实之要,定五度之事,知此乃足以诊。"

1.1.1.6 阴阳与治疗

《素问·疏五过论》："圣人之治病也,必知天地阴阳,四时经纪,五脏六腑,雌雄表里。刺灸砭石,毒药所主,从容人事,以明经道,贵贱贫富,各异品理,问年少长勇惧之理,审于分部,知病本始,八正九候,诊必副矣。"

《素问·标本病传论》："凡刺之方,必别阴阳,前后相应,逆从得施,标本相移,故曰有其在标而求之于标,有其在本而求之于本,有其在本而求之于标,有其在标而求之于本。故治有取标而得者,有取本而得者,有逆取而得者,有从取而得者。故知逆与从,正行无问,知标本者,万举万当,不知标本,是谓妄行。"

《素问·阴阳应象大论》："治不法天之纪,不用地之理,则灾害至矣……故善用针者,从阴引阳,从阳引阴,以右治左,以左治右,以我知彼,以表知里,以观过与不及之理,见微得过,用之不殆……阳病治阴,阴病治阳。"

《素问·至真要大论》："寒者热之,热者寒之,微者逆之,甚者从之……燥者濡之,急者缓之,散者收之,损者温之,逸者行之,惊者平之,上之下之,摩之浴之……适事为故……谨察阴阳所在而调之,以平为期。正者正治,反者反治。"

1.1.1.7 阴阳的系统特性

(1)阴阳的多元性

《灵枢·寿夭刚柔》："五脏为阴,六腑为阳。"

《灵枢·九针十二原》："五脏有六腑,六腑有十二原,十二原出于四关,四关主治五脏。"

《素问·阴阳离合》："阴阳者数之可十,推之可百,数之可千,推之可万,万之大不可胜数,然其要一也。"

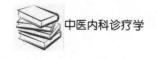

（2）阴阳的相关性

《素问·六微旨大论》："天气下降,气流于地,地气上升,气腾于天,故高下相召,升降相因,而变作矣。"

《素问·生气通天论》："阴平阳秘,精神乃治;阴阳离决,精气乃绝……凡阴阳之要,阳密乃固,两者不和,若春无秋,若冬无夏。因而和之,是谓圣度。"

（3）阴阳的整体性

《素问·天元纪大论》："夫五运阴阳者,天地之道也,万物之纲纪,变化之父母,生杀之本始,神明之府也,可不通乎……阴阳不测谓之神……神在天为风,在地为木;在天为热,在地为火;在天为湿,在地为土;在天为燥,在地为金;在天为寒,在地为水。故在天为气,在地成形,形气相感而化生万物矣。"

1.1.2　五行

"五行者,金木水火土也。"五行是我国古代的自然哲学理论,以五种物质的抽象属性和作用关系来认识自然、解释规律。五行学说对众多领域产生了深远的影响。五行关系具有普适的系统特性。中医运用五行思想概括脏腑组织的功能属性,论证脏腑系统相互作用关系,联系人体与自然界,阐明人体的整体结构关系,指导中医的诊断和治疗。五行学说决定了中医理论的系统特性。

1.1.2.1　五行、脏腑与阴阳

《素问·天元纪大论》："天有阴阳,地亦有阴阳。木火土金水火,地之阴阳也,生长化收藏,故阳中有阴,阴中有阳。所以欲知天地之阴阳者,应天之气,动而不息……静而守位……动静相召,上下相临,阴阳相错,而变由生也。"

《灵枢·本藏》："五脏者,所以藏精神血气魂魄者也;六腑者,所以化水谷而行津液者也。"

《素问·金匮真言论》："肝心脾肺肾五脏皆为阴,胆胃大肠小肠膀胱三焦六腑皆为阳……背为阳,阳中之阳心也;背为阳,阳中之阴肺也;腹为阴,阴中之阴肾也,腹为阴,阴中之阳肝也;腹为阴,阴中之至阴脾也。"

1.1.2.2　五行与诊治

《素问·脉要精微论》："声合五音,色合五行,脉合阴阳。"

《灵枢·外揣》："合而察之,切而验之,见而得之,若清水明镜之不失其形也。"

《灵枢·逆顺》："气之逆顺者,所以应天地阴阳四时五行也。"

《素问·宝命全形论》："木得金而伐,火得水而灭,土得木而达,金得火而缺,水得

土而绝,万物尽然,不可胜竭。故针有悬布天下者五……一曰治神,二曰知养身,三曰知毒药为真,四曰,制砭石小大,五曰知腑脏血气之诊。”

1.1.2.3　五行与情志

《素问·天元纪大论》:“天有五行御五位,以生寒暑燥湿风。人有五脏化五气,以生喜怒思忧恐。”

《素问·五运行大论》:“怒伤肝……喜伤心……思伤脾……忧伤肺……恐伤肾。”

《灵枢·本神》:“肝藏血,血舍魂,肝气虚则恐,实则怒。脾藏营,营舍意,脾气虚则四肢不用,五脏不安……心藏脉,脉舍神,心气虚则悲,实则笑不休。肺藏气,气舍魄……肾藏精,精舍志,肾气虚则厥,实则胀。”

1.1.2.4　五行规律的演绎

《灵枢·经别》:“人之合于天地道也,内有五脏,以应五音、五色、五时、五味、五位也……十二经脉者,此五脏六腑之所以应天道。夫十二经脉者,人之所以生,病之所以成,人之所以治,病之所以起,学之所始,工之所止也。”

1.1.2.5　五行的系统性

(1)五行的多元性

《灵枢·五癃津液别》:“五脏六腑,心为之主,耳为之听,目为之候,肺为之相,肝为之将,脾为之卫,肾为之主外。”

(2)五行的相关性

《素问·五藏生成》:“心之合脉也,其荣色也,其主肾也。”

《灵枢·脉度》:“肺气通于鼻,肺和则鼻能知臭香矣;心气通于舌,心和则舌能知五味矣;肝气通于目,肝和则目能辨五色矣;脾气通于口,脾和则口能知五谷矣;肾气通于耳,肾和则耳能闻五音矣。”

(3)五行的整体性

《素问·五藏生成》:“夫脉之小大,滑涩浮沉,可以指别。五脏之象,可以类推。五脏相音,可以意识。五色微诊,可以目察。能合脉色,可以万全。”

《灵枢·官能》:“言阴与阳,合于五行,五脏六腑,亦有所藏,四时八风,尽有阴阳。各得其位,合于明堂,各处色部,五脏六腑。察其所痛,左右上下,知其寒温,何经所在。审皮肤之寒温滑涩,知其所苦,膈有上下,知其气所在。先得其道,稀而疏之。”

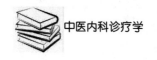

1.1.3 五行系统的复杂性

1.1.3.1 五行系统的生、克关系

生、克是五行学说中相互作用的基本关系。在相生关系中,任何一行都具有"生我""我生"两方面的"母子"关系。在相克关系中,任何一行都具有"克我""我克"两方面的"所胜"关系。

1.1.3.2 五行系统的乘、侮关系

乘、侮是五行中相互作用时的非正常关系。相克与相乘的区别在于相克是正常情况下的制约关系,相乘则是相克关系超过一定程度以后的过度克伐。相乘原因有二:一是被乘者本身不足,二是乘者极强,不受应克之行的制约恃强而袭。相侮,又叫反克。是五行系统结构失去正常的控制关系的另一种表现。同样也有两种情况:一是被克者极强,反向欺侮克者。二是克者衰弱,反被克者侮之。

1.1.3.3 五行系统的复杂作用关系

五行的相互作用是多因素的复杂作用。五行关系之中任何一行都具有生我、我生、克我、我克四方面的关系,保持着系统关系的正常化。对任何一行施加控制都会引起多方面的变化。乘、侮是五行之间失去平衡时的反常现象。相克与相乘的区别使作用关系变得更为复杂,这里已经隐含着类似于非线性系统进入不稳定区域的概念。另外,被乘者本身不足和乘袭者亢极这两种原因产生的相乘又增加了系统的层次。

1.1.3.4 应用系统思想理解五行的复杂性

以现代复杂系统理论的标准来衡量,中医的五行关系表现出更系统、更全面、更复杂的系统性质。中医的五行是站在自然的高度和角度来研究人体的系统理论和方法。

(1)系统性

五行系统给出了的各个要素互相影响和制约的关系,这些影响和制约关系是多方向的,生、克、乘、侮的相互作用关系使得系统的结构和层次具有复杂性。

(2)系统的开放性

五行系统的开放性是以人体在宇宙的环境中考察系统的开放性,人体与环境之间进行着多种形式的交换。

(3)突变性

系统理论研究证明,自然界的地震、飓风、海啸都是突变的结果。五行系统以"天人合一"的观念理解人体,常言所说的"病来如山倒"表达的既是人体的突变现象。

（4）非线性

五行系统明确给出了组成系统的各个要素之间存在的多种作用关系,五行的非线性是由阴阳的非线性性质决定的。

（5）自组织

五行是运行着的系统,呈现出随时间发生多元素、多方面变化的特性,系统在动态变化中保持平衡,系统在自组织行为中实现平衡。

1.1.4 阴阳五行的复杂性探讨

现代系统理论说明中医属于复杂系统。中医系统的自组织、突变和非线性等复杂系统的属性问题已经从本研究中得到回答。中医用阴阳、五行的理论解决了现代系统理论难以解决的复杂问题。中医理论在二千年前已经给出的有效的方法,是更值得研究的系统理论和方法。

（1）单一因素的广泛联系——肝(木)的类比与联系

《素问·阴阳应象大论》:"东方生风,风生木,木生酸,酸生肝,肝生筋,筋生心,肝主目。其在天为玄,在人为道,在地为化。化生五味,道生智,玄生神,神在天为风,在地为木,在体为筋,在脏为肝。在色为苍,在音为角,在声为呼,在变动为握,在窍为目,在味为酸,在志为怒。怒伤肝,悲胜怒,风伤筋,燥胜风,酸伤筋,辛胜酸。"

（2）因素之间的复杂相互作用——脏腑病变的传递和预防

《难经·论上工中工之治病》:"上工治未病,中工治已病……所谓治未病者,见肝之病,则知肝当传之与脾,故先实其脾气,无令得受肝之邪,故曰治未病焉。中工治已病者,见肝之病,不晓相传,但一心治肝,故曰治已病也。""物生谓之化,物极谓之变"一般来讲,脏气虚则传,脏气不虚则不传或难以传变,中医是哲学层面的灵活运用,中医不适于、也不属于机械理解的范畴。

（3）系统的整体性原则——掌握诊断的色脉合参之要

《素问·移精变气论》:"上古使僦贷季,理色脉而通神明,合之金木水火土,四时八风六合,不离其常,变化相移以观其妙,以知其要,欲知其要,则色脉是矣。"

《素问·玉机真藏论》:"脉之大要,天下至数,五色脉变,揆度奇恒,道在于一,神转不回,回则不转,乃失其机。"

（4）复杂和简单的关系——百病与五脏

《素问·调经论》"人有精气、津液、四肢、九窍、五脏十六部,三百六十五节,乃生百病,百病之生,皆有虚实……皆生于五脏也。夫心藏神,肺藏气,肝藏血,脾脏肉,肾

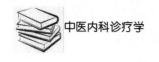

藏志,而此成形。志意通内连骨髓而成身形五脏。五脏之道,皆出于经隧,以行血气。血气不和,百病乃变化而生,是故守经隧焉。"

1.2 藏象

中医肾藏象理论是中医藏象理论中的重要部分,包含了以肾为中心,配合肾相关的自然属性、生理特性、生理病理功能、相关脏腑组织、形体官窍、精神情志、气血精津液及等整个肾系统。在整个肾藏象理论中,涉及了不同层次,不同类型及结构的概念。

这里将肾藏象基础理论概念体系框架可分为三个层次,即"道""象""器"。关于"道""象""器",《易传·系辞上》明确概念:"形而上者谓之道;形而下者谓之器",且"见乃谓之象,形乃谓之器"。

道,超乎形体,反映事物的本质属性和规律性联系,以规律、法则为重点,属于抽象逻辑范畴。象,现象、形象、比象,以物象为基础,从直观到类比、从感性到理性,反映和认知事物的本质和联系,属于理性认识范畴。器,指具体物体、器官,医学中反映生物体具有某种独立生理功能的形态结构。

中医肾藏象基础理论之"道",即以精气学说、阴阳学说、五行学说为核心所构建的基本规律和基本法则:肾为阴中之太阴,五行属水,五方为北,八卦为坎,天干为癸,与冬气相通应,其数为六。基于中医肾藏象基础理论之"道",建立中医肾藏象基础理论之"象",包括现象、征象、比象,即肾的生理功能之象:肾为先天之本,封藏之本,肾藏精,肾主水,肾主纳气,在志为恐,在神为志等的生理特性和生理功能。基于中医肾藏象基础理论之"道"和"象",体现于人体形态结构之"器",即以肾为脏,膀胱为腑,耳及二阴为窍,在体为骨、齿、发、腰,其华在发,在液为唾的肾系统。

1.2.1 肾藏象基础理论之"道"

1.2.1.1 肾属阴,为阴中之太阴

肾阴阳属性为阴,肾为阴脏,阴阳中又分阴阳,肾为阴中之阴。《素问·金匮真言论》:"腹为阴,阴中之阴,肾也"。另《素问·六节藏象论》将五脏阴阳以太、少划分,唐·王冰《重广补注黄帝内经素问·六节藏象论》称肾为"阴中之少阴",而《新校正》中认为《黄帝内经太素·五藏命分》及《针灸甲乙经·十二原》均以"肾为阴中之太阴"论。本篇以阴阳多少来划分,肾与肺相较,肾在膈以下,通于冬气,主封藏;而肺在

膈以上居于阳位,通于秋气,主肃降,因此肾应为阴中之太阴,而肺为阳中之少阴。如果以肾为"阴中之少阴",少阴当为从足少阴肾经而论。

1.2.1.2　肾属水

肾五行属水。《吕氏春秋·十二纪》中称孟冬之月祭先肾,这种五季祭五脏的说法是五脏配五行之滥觞。《素问·五运行大论》曰:"北方生寒,寒生水,水生咸,咸生肾……其在天为寒,在地为水……在脏为肾"。

1.2.1.3　肾方位在北,四时为冬,八卦为坎,天干为癸

据五行的特性,如《尚书·洪范》中:"水曰润下",五行与五方、四时、五味、五音等相配,肾属水,方位在北,而通于冬气,其味咸,其音羽。马淑然等通过现代研究发现中医"肾应冬"具有客观物质基础,动物机体在应时而变的过程中存在着以机体的基本生化代谢为基础的整体调控机制,通过作用促进与抑制肾精两种调控物质以应对季节变化。肾天干为癸。天干与五行相配,壬癸为水,壬为阳水,癸为阴水,肾为癸。而在八卦中坎为水,因此五脏中肾对应坎卦。《易传·说卦》认为坎配北方,而坎、震、离、兑为四正卦,主管一年四季。八卦与五行相配属,坎为水。

1.2.1.4　肾之数为六

据后世对"河图"的解读,《易纬·乾坤凿度》:"天一生水,地六成之;地二生火,天七成之;天三生木,地八成之;地四生金,天九成之;天五生土,地十成之"。结合《黄帝内经》中医五脏与五行配属关系:水之生数一,对应成数六,所以肾其数六;火之生数二,对应成数七,所以心其数七;木之生数三,对应成数八,所以肝其数八;金之生数四,对应成数九,所以肺其数九;土之生数五,对应成数十,土独主生数所以脾其数五。因此,肾之数为六。

1.2.2　肾藏象基础理论之"象"

1.2.2.1　肾的生理特性

(1)肾主蛰

《素问·六节藏象论》载:"肾者,主蛰,封藏之本,精之处也",说明肾有主蛰之特性。蛰即蛰伏潜藏。李如辉等称肾主蛰之意首先与肾的五行属性有关,肾属水通于冬气,冬日寒冷虫伏,万物闭藏,类比而推肾主蛰;另外肾主纳气即肾在呼吸系统中蛰伏封藏作用的体现。

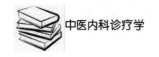

（2）肾主气化

气化即为气的变化，源于古代哲学概念。《正蒙·太和》："由太虚，有天之名；由气化，有道之名"。气化，中医理论中气化为人体内精、气、血、津液的各自新陈代谢与转化过程；另指中医运气学说中的运气变化。《素问·至真要大论》："少阴司天为热化，在泉为苦化，不司气化，居气为灼化"。肾藏精，为先天之本，肾中精气对一身的物质脏腑精气都有调节作用，是全身气机升降之本。肾阴的滋养与肾阳的温煦蒸腾对于全身气、血、精、津液的代谢与转化有着推动作用，脾土的运化及肺气的下降都受肾阴滋生及肾阳温煦蒸腾作用的影响。肾主气化实际上也是体内物质代谢过程，是物质转化和能量转化的过程。

一般把肾主气化概括为肾蒸腾作用之分清泌浊功能，实际上包含了肾脏的整体生理功能。肾之本性在于潜藏，肾之功能侧重蒸腾，构成了肾升与降，即肾的气化运动。肾的气化作用对肾对水液代谢的调节作用，主要通过肾的化水、司开合与主五液等来实现：一是将水谷精微中具有濡润脏腑组织作用的津液输布全身；一是将各脏腑组织代谢利用后的浊液排出体外，而只有肾脏的气化功能如常，方可保证机体津液代谢的平衡，否则水泛或虚损而成邪，则百病由生。

（3）肾苦燥

《素问·藏气法时论》提到："肾苦燥，急食辛以润之"，经文本意是据四时与五脏的关系，即肾通于冬。肾所苦之燥为肾的阳气不足，导致肾阴凝结，即阳不化阴，气不化津之证，应用辛温散寒法以润燥，化水。另一方面，五行金对应五味之辛，而肾为水，五行生克理论中金生水，所以食辛金润肾水之燥。

（4）肾色黑，其味咸

肾的色、性味等生理特性一部分源于五行归属，即五色之黑，五味之咸，都对应五行之水，而肾者五行应水，因此肾有色黑，味咸的生理特性。通过对临床的观察，肾系疾病多有面色黑，口咸等症状，么忠柏等在临床以滋阴补肾法采用知柏地黄汤加减治疗口咸。

1.2.2.2 肾的生理功能

（1）肾藏精

肾藏精为肾的重要生理功能，包含对肾精的调节作用，一方面具有贮藏先后天之精气，另一方面有着起亟之应变调节之功。肾所藏精来源有三，一为禀赋之于父母的先天之精；二为受于水谷的生殖之精；三为五脏六腑之精。人体发育到一定阶段又化生生殖之精。肾对精起着主持与调节的作用，既包括对精的生化，也包括对精的藏泄。

从肾精与五脏之精相互关联性和特殊性上来看,肾藏精与五脏的关系有二,一方面五脏六腑之精对肾精的动态调节是肾精充足的前提,各脏腑之精由经脉的转运而藏之于肾,从而保证肾精的充足;另一方面,肾藏精与五脏藏精之区别主要体现于肾的主生殖以及纳藏功能。

肾精与肾气二者关系密切。肾精与肾气濡润并推动整个肾系统所属脏腑、形体官窍液以及神志经络等的功能活动。因肾藏五脏六腑之精,肾精与肾气影响调节一身脏腑功能活动。肾中精气划分肾阴、肾阳两种功能属性,肾阴主静、主滋润,肾阳主动、主温煦,共同发挥对全身以及肾系统的滋养、推动等作用。

肾之起亟指起而应对紧急状况,有应变之作用,亟为应急,紧急。《素问·生气通天论》述:"阴者藏精而也,阳者卫外而为固也",肾藏精起亟机理是肾藏蓄调节一身之精为机体应变调节中枢,精足神旺则能应变;肾可调节人体内外,以抵御外界邪气的侵袭,维持身心和谐的健康状态。

(2)肾主生长发育与生殖

肾藏精,肾精为促进人体生长发育与生殖的重要物质。人体的生、长、壮、老、整个生命发育与生长的过程有赖肾精及所化肾气的作用。肾所藏之先天之精影响人体先天禀赋,后天之精及脏腑之精的充盈是人体后天发育之条件。若肾精不足,则人体正常生长发育受到影响,小儿发育表现为五软、五迟等,而在成人则表现为提前衰老的现象。

肾精的盛衰影响人体生殖功能。在一定生长发育阶段,肾精充盈到一定程度产生天癸物质,人体具备生殖能力,表现为女子十四岁左右月经来潮,男子十六岁左右精气溢泻。而随人体生命过程进入衰老阶段,肾精开始亏虚,天癸由衰至竭,人体生殖器官衰老,逐渐失去生殖功能。因此,肾所藏之精为人体生殖的重要物质。

(3)肾主水

肾主水包含肾五行属水及对水液调节的生理功能两方面意思,狭义的肾主水主要表现为肾对水液之调节作用,肾所主之水也有广义与狭义之分。广义之水为五脏系统内的一切津液,即人体内生化,分泌及排泄的所有流通的液体,包括生理过程所需的精微物质以及代谢过程所化的各种废物;狭义之五液即汗、涕、泣、溺与唾,其生理过程为饮入于胃,由脾上输与肺,肺气肃降,水液下归于肾。李奕祺认为水为精,肾主水和藏精的统一是认识肾藏象的出发点,主水和藏精将"水为生命之源"与"精为生命本原"结合于肾。

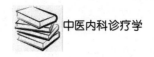

（4）肾主纳气

肾主纳气是指肾具有闭藏收受"气"的生理作用,《黄帝内经》中未明确说明,但《素问·逆调论》指出:"肾者主卧与喘",一者因肾主封藏,对肺所吸之气有摄纳作用,从而保持呼吸深度,《景岳全书·杂证谟·咳嗽》:"肺出气也,肾内气也,肺为气之主,肾为气之本"。肺肾两脏升降相因,相互滋生,通过肾的潜藏之性,保持呼吸的深度。另者,从脏腑之关系看,肺与肾解剖位置上下相对,肾为水脏,肺为金,金水相生互资。肾主纳气的功能主要通过肾气的摄纳及对气的固摄所实现,肾中精气充沛,则对气的摄纳作用正常,保证肺气的下降,呼吸有一定深度;反之则影响肺的功能,气息表浅,临床表现为肾不纳气,呼吸表浅。

1.2.2.3　肾对神志影响

神志主要有五神与五志,五神为神、魂、魄、意、志,而五志包括喜、怒、思、悲、恐。五神与五脏分别于五脏相对应。而肾五神为志,五志为恐。

（1）肾藏志

肾五神对应志,《灵枢·本神》曰:"心有所忆谓之意,意之所存谓之志"。志有志向、意志的意思,《类经·藏象类》:"意已决而卓有所立者,曰志"。肾藏精生髓,肾精为肾藏志功能的物质基础,肾精的充盈与人的志向、意志有密切关系。

（2）肾主恐

肾五志主恐,肾宜下潜主封藏,恐因肾气下潜而生成。人的情绪活动在正常状态之下称为五志。宋·陈无择《三因极 - 病证方论》提出了"七情说",认为情志异常可化为七情。一方面肾气亏虚,肾精不足,气机影响情志,造成情绪紊乱,人易善恐。另一方面异常的情绪状况影响脏腑气血运行,人长期存在恐惧情绪易影响肾气不固,肾精无以封藏。

1.2.2.4　肾为作强之官,主伎巧

《素问·灵兰秘典论》:"肾为作强之官,伎巧出焉"。关于作强与技巧的内涵有颇多争议,有认为作强为人体耐受力,作劳之耐久有赖肾精之充养。《圣济总录·肾脏门》:"夫肾为作强之官,精为一身之本,所以运动形体者也"。伎巧有神志清明灵活之意,肾气盛则神志清明灵活,志意坚强。另有指肾的生殖功能,肾气充,则生殖功能旺盛,也有将二者结合,认为作强为脑力活动与体力活动的统一,房事、劳作等体力活动与脑力活动有赖肾气充养,其为生命的原动力。

1.2.3　肾藏象基础理论之"器"

根据肾的哲学属性、生理功能及特性、解剖位置以及临床实践,以及人体与肾相关

的气血精液、形体官窍、脏腑经络等共同构成肾系统。

1.2.3.1 肾、膀胱

肾位于腰部,《素问·脉要精微论》称:"腰者,肾之府"。形如蚕豆,左右各一。《难经·四十一难》载:"肾有两枚,重一斤一两"。肾是人体五脏之一,其位在下。《灵枢·本输》曰:"肾合膀胱,膀胱者津液之府也"。膀胱与肾关系密切。从解剖位置看,膀胱居于肾下,二者相连;膀胱贮存之尿液由肾产生,有赖肾的蒸化作用;膀胱的开合与肾气推动息息相关。李茜认为临床上膀胱的气化失常往往与肾的气化失常有关,二者应协调一致,才能保证尿液的正常排泄。

1.2.3.2 血液、唾液及尿液

肾精与血液关系密切,首先,从来源上讲,肾精有先后天之分,先天之精禀赋于父母,后天之精来源于水谷精微与脏腑富余之精,而血液源于水谷精气之精纯至柔部分,即营气,因此肾精与血液来源密切。此外,化生血液之重要物质精髓,有赖肾精充养,精生髓,髓化血。人体脏腑功能活动,血液之正常运行有赖肾精所化元气的推动。

唾液是津液中较黏稠部分。据四时五脏理论,五脏之肾,对应五液之唾。肾液循经脉上注于口则为唾,现代实验研究揭示唾液量的多寡,唾液蛋白含量的高低,受着肾阴肾阳作用的支配。

肾者主水,肾有着调节人体水液代谢的功能,水液由脾胃吸收,由脾上输于肺,经宣发肃降作用输布全身,并由肺降于肾,由于肾的蒸腾汽化作用吸收可利用者,余液化为尿液排出体外。尿液的生成和排泄都有赖肾的蒸腾汽化作用。

1.2.3.3 精液

精液为男子发育到一定阶段所产生的与生殖活动有关的液体。精液是由精囊和前列腺分泌组成,而精囊和前列腺的分泌受体内雄性激素所控制。精液由生殖之精所促进化生,生殖之精男女皆有,在男子则化为精液。一般认为男性自身产生的生殖之精贮藏在肾脏,施精致孕则直接由肾脏所藏生殖之精而成。肾藏精,生殖之精由肾精所化,因此精液的施泄与肾的功能活动有密切关系,《三元延寿参赞书·欲不可强篇》:"强力入房则精耗,精耗则肾伤,肾伤则髓气内枯,腰痛不能俯仰"。

1.2.3.4 天癸

天癸为与肾中精气有密切关系,对人体生殖活动产生调节作用,其产生与衰退有着一定节律的功能集合及所属精微物质。天癸的产生,受肾中所藏精气的影响。天癸于女子二七,男子二八随肾中精气充盈到一定程度而产生,人体具备生殖功能,并产生

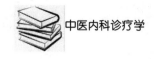

生殖之精,男子精气溢泻,女子月事以时下。女子七七、男子八八则天癸竭,生殖功能衰退,不能有子。现代研究表明天癸与"下丘脑－垂体－性腺轴"的功能类似,不等同于任何单一器官、组织功能及激素活动,而是对生殖功能起到反馈与负反馈的双重调节功能集合。

1.2.3.5 骨、齿、髓、腰脚

肾主骨。一方面,肾主人体正常生长发育,骨骼的正常生长发育有赖肾的充养,肾精不足,易造成骨骼发育不良,小儿出现方颅、佝偻等症状。另一方面,骨骼的强健也与肾有关,肾精不足,骨骼失养易造成骨质疏松、易骨折等症状。实验表明补肾益髓中药可以有效地防治骨质疏松,对"下丘脑－肾－骨"反馈机制具有明显的调控作用。齿为骨之余,因此肾精充足保证齿的生长发育正常,小儿按时出牙,成人牙齿强健有光泽;反之出现小儿出牙迟,成人牙齿松动,过早脱落。

髓有骨髓与脑髓,二者的生成都与肾有关。肾藏精,精生髓,骨髓充养骨骼,脑髓充养脑。骨骼的发育与强健有赖肾精的充盈,脑髓的盈满也与肾精的充足有密切关系。当肾精不足,则骨髓、脑髓不满,骨与脑失养。

腰为肾之府。肾解剖位置在人体腰部,左右各二。肾与腰有经脉相连,《诸病源候论·腰背病诸候》:"肾主腰脚,而三阴三阳、十二经、八脉,有贯肾络于腰脊者"。又肾主骨,肾脉起于足,属肾,络膀胱。因此,肾与腰脚关系密切,若肾气亏虚,无以充养则出现腰膝酸软等症状。

1.2.3.6 发

肾之华在发。《素问·六节藏象论》:"肾者,主蛰,封藏之本,精之处也。其华在发"。因发为血之余,而肾藏精,精气化血,发的生长、光泽等都与肾精的充盈有密切关系。肾精充足,则发浓密有光泽;肾精不足,小儿头发生长缓慢,成人头发脱落变白。

1.2.3.7 耳及二阴

肾开窍于耳及二阴。五脏对应五窍,肾主耳。《管子·水地》即有记载:"肾发为耳"。耳的形态与功能皆与肾有关。《灵枢·本藏》提到:"黑色小理者肾小,粗理者肾大。高耳者肾高,耳后陷者肾下。耳坚者肾坚,耳薄不坚者肾脆。耳好前居牙车者肾端正,耳偏高者肾偏倾也"。临床上耳鸣耳聋多从肾论治。肾与二阴的关系也相当密切。从解剖位置上,肾与二阴皆位于人体下部,且前阴为排尿器官,与膀胱相连,而尿液生成与排泄有赖肾与膀胱。后阴居躯干之下,阴中之阴也,同气相求,故《素问·金匮真言论》称肾"开窍于二阴"。

1.2.3.8 足少阴肾经

十二经脉中足少阴肾经属肾。《灵枢·经脉》载："肾足少阴之脉,起于小指之下,邪走足心,出于然谷之下,循内踝之后,别入跟中,以上踹内,出内廉,上股骨内后廉,贯脊属肾,络膀胱"。在临床上,安培桢等认为足少阴肾经所主之疾,除循行部位疾病外,主要与肾相关,侧重于虚证,以阴虚火旺为多。

1.3 精、气、血、津液

精、气、血、津液学说中的精、气概念,与中国古代哲学的精、精气、气范畴有着密切的关系:但哲学上的精、精气、气范畴是标示世界本原的物质存在,是抽象的概念:而精、气、血、津液学说中的精、精气、气则是医学科学中的具体物质概念。但中医学属于自然哲学,是中国传统的自然科学,限于当时的科学水平和认识能力,在阐述主命、健康和疾病时,也必然会发生哲学与医学、抽象与具体的物质概念混称。

精、气、血、津液学说,以气血为要。而气血之中,尤以气为最。

1.3.1 精

1.3.1.1 精的基本概念

（1）精的哲学含义

中医学精、气、血、津液学说中精的概念,滥觞于中国古代哲学气－元论中的"精气说"。在中国古代哲学思想发展史上,在气的概念的演变过程中,以《管子》为代表将气范畴规定为精、精气,提出了精气说,认为精气是最细微而能变化的气,是最细微的物质存在,是世界的本原,是生命的来源。

《管子》精气说中的精、精气与气－元论的气范畴的含义同义。精、精气即是气,是形成天地万物和人类的精微物质,是最细微的物质存在。精气说是一种接近原子论的唯物主义思想。

（2）精的医学含义

精（精气）在中医学上,其义有五:

①精泛指构成人体和维持生命活动的基本物质。"夫精者,身之本也"。精包括先天之精和后天之精。禀受于父母,充实于水谷之精,而归藏于肾者,谓之先天之精;由饮食物化生的精,称为水谷之精。水谷之精输送到五脏六腑等组织器官,便称为五

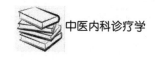

脏六腑之精。泛指之精又称为广义之精。

②精指生殖之精,即先天之精。系禀受于父母,与生俱来,为生育繁殖,构成人体的原始物质。"两神相搏,合而成形,常先身生,是谓精"。生殖之精又称为狭义之精。

③精指脏腑之精,即后天之精。脏腑之精来源于摄入的饮食物,通过脾胃的运化及脏腑的生理活动,化为精微,并转输到五脏六腑,故称为五脏六腑之精。

④精是指精、血、津、液的统称,"精有四:曰精也,曰血也,曰津也,曰液也"。实为生命物质气、血、精、津、液的概称。

⑤精指人体正气。"邪气盛则实,精气夺则虚","邪气有微甚,故邪盛则实;正气有强弱,故精夺则虚"。

总之,在中医学的精、气、血、津液学说中,精或称精气是一种有形的,多是液态的精微物质。其基本含义有广义和狭义之分。广义的精,泛指构成人体和维持生命活动的精微物质,包括精、血、津、液在内。狭义的精,指肾藏之精,即生殖之精,是促进人体生长、发育和生殖功能的基本物质。

1.3.1.2 精的生成

人之精根源于先天而充养于后天,"人之始生,本乎精血之原;人之既生,由乎水谷之养。非精血,无以充形体之基;非水谷,无以成形体之壮"。从精的来源言,则有先天与后天之分。

(1)先天之精

人之始生,秉精血以成,借阴阳而赋命。父主阳施,犹天雨露;母主阴受,若地资生。男女媾精,胎孕乃成。"一月为胞胎,精气凝也;二月为胎形,始成胚也"。

所谓"人始生,先成精""精合而形始成,此形即精,精即形也"。父母生殖之精结合,形成胚胎之时,便转化为胚胎自身之精,此既禀受于父母以构成脏腑组织的原始生命物质。"胎成之后,阳精之凝,尤仗阴气护养。故胎婴在腹,与母同呼吸,共安危"。胚胎形成之后,在女子胞中,直至胎儿发育成熟,全赖气血育养。胞中气血为母体摄取的水谷之精而化生。因此,先天之精,实际上包括原始生命物质,以及从母体所获得的各种营养物质,主要秘藏于肾。

(2)后天之精

胎儿月足离怀,出生之后,赖母乳以长气血,生精神,益智慧。"妇人乳汁冲任气血所化"。脾胃为水谷之海,气血之父。"水谷之精气为营,悍气为卫,营卫丰盈,灌溉诸脏。为人身充皮毛,肥腠理者,气也;润皮肤,美颜色者,血也。所以水谷素强者无病":"以人之禀赋言,则先天强厚者多寿,先天薄弱者多夭。

后天培养者寿者更寿,后天斫削者夭者更夭:脾胃为人生后天之根本,人之既生赖水谷精微以养,脾胃强健,"饮食增则津液旺,自能充血生精也"。脾胃运化水谷之精微,输送到五脏六腑而成为五脏六腑之精,以维持脏的生理活动,其盈者藏于肾中。肾者主水,受五脏六腑之精而藏之,是精藏于肾,非精生于肾也。譬诸钱粮,虽储库中,然非库中出,须补脾胃化源。"肾者,主蛰,封藏之本,精之处也"。人体之精主要藏于肾中,虽有先天和后天之分,但"命门得先天之气也,脾胃得后天之气也,是以水谷之精本赖先天为之主,而精血又必赖后天为之资",两者相互依存,相互促进,借以保持人体之精气充盈。

1.3.1.3 精的功能

精是构成人体和维持人体生命活动的精微物质,其生理功能如下。

(1)繁衍生殖

生殖之精与生俱来,为生命起源的原始物质,具有生殖以繁衍后代的作用。这种具有生殖能力的精称之为天癸。男子二八天癸至,精气溢泻;女子二七而天癸至,月事应时而下。精盈而天癸至,则具有生殖能力。男女媾精,阴阳和调,胎孕方成,故能有子而繁衍后代:俟至老年,精气衰微,天癸竭而地道不通,则丧失了生殖繁衍能力。由此可见,精是繁衍后代的物质基础,肾精充足,则生殖能力强;肾精不足,就会影响生殖能力。故补肾填精是临床上治疗不育、不孕等生殖机能低下的重要方法。

(2)生长发育

人之生始于精,由精而成形,精是胚胎形成和发育的物质基础。人出生之后,犹赖月精的充养,才能维持正常的生长发育。随着精气由盛而衰的变化,人则从幼年而青年而壮年而步入老年,呈现出生长壮老已的生命运动规律;这是临床上补肾以治疗五软五迟等牛—长发育障碍和防治早衰的理论依据。

(3)生髓化血

肾藏精,精生髓,脑为髓海。故肾精充盛,则脑髓充足而肢体行动灵活,耳目聪敏。精盈髓充则脑自健,脑健则能生智慧,强意志,利耳目,轻身延年。故防治老年性痴呆多从补肾益髓入手。"肾生骨髓",髓居骨中,骨赖髓以养。肾精充足,则骨髓充满,骨骼因得髓之滋养而坚固有力,运动轻捷。齿为骨之余,牙齿亦赖肾精生髓而充养,肾精充足则牙齿坚固而有光泽。

精生髓,髓可化血,"人之初生,必从精始……血即精之属也,但精藏于肾,所蕴不多,而血富于冲,所至皆是"。精足则血充,故有精血同源之说。临床上用血肉有情之品,补益精髓可以治疗血虚证。

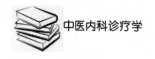

(4)濡润脏腑

人以水谷为本,受水谷之气以生:饮食经脾胃消化吸收,转化为精:水谷精微不断地输送到五脏六腑等全身各组织器官之中,起着滋养作用,维持人体的正常生理活动。其剩余部分则归藏于肾,储以备用:肾中所藏之精,既贮藏又输泄,如此生生不息。"肾者,主受五脏六腑之精而藏之,故五脏盛乃能泄,是精藏于肾而非王于肾也。五脏六腑之精,肾实藏而司其输泄,输泄以时,则五脏六腑之精相续不绝";中医有"久病必穷肾"之说,故疾病末期常补益肾之阴精以治。

1.3.2　气

1.3.2.1　气的基本概念

气在中国哲学史上是一个非常重要的范畴,在中国传统哲学中,气通常是指一种极细微的物质,是构成世界万物的本原、《内经》继承和发展了先秦气－元论学说,并将其应用到医学中来,逐渐形成了中医学的气学理论。

中医学把先秦气论思想应用到医学中来,对气范围的含义作了多方面、多层次的规定和分析,形成了以生理之气为核心的气论思想,不仅促进了中医学理论体系的形成和发展,而且对中国传统哲学气范畴和气论思想的发展也做出了重要贡献。

天人关系问题是中国古代哲学,特别是《内经》时代哲学领域激烈争论的重大问题之一,中医学从天地大宇宙,人身小宇宙的天人统一观出发,用气范畴论述了天地自然和生命的运动变化规律。因此,在中医学中,气的概念,既有哲学含义,又有医学科学的含义,其内涵错综复杂,不可作单一的、片面的理解。

1.3.2.2　气的生成

人体之气,就生命形成而论,"生之来谓之精",有了精才能形成不断发生升降出入的气化作用的机体,则精在气先,气由精化。其中,先天之精可化为先天之气;后天之精所化之气与肺吸入的自然界的清气相合而为后天之气。先天之气与后天之气相合而为人体一身之气。

人体的气,源于先天之精气和后天摄取的水谷精气与自然界的清气,通过肺、脾胃和肾等脏腑生理活动作用而生成。

(1)气的来源

构成和维持人体生命活动的气,其来源有二。

①先天之精气:这种精气先身而生,是生命的基本物质,禀受于父母,故称之为先天之精。"生之来谓之精"。人始生,先成精,没有精气就没有生命。这种先天之精,

是构成胚胎的原始物质。人之始生,以母为基,以父为楯,父母之精气相合,形成了胎。所谓"方其始生,赖母以为之基,坤道成物也;赖父以为之楯,阳气以为捍卫也"。先天之精是构成生命和形体的物质基础,精化为气,先天之精化为后天之气,形成有生命的机体,所以先天之气是人体之气的重要组成部分。

②后天之精气:后天之精包括饮食物中的营养物质和存在于自然界的清气。因为这类精气是出生之后,从后天获得的,故称后天之精。气由精化,后天之精化而为后天之气。呼吸之清气:通过人体本能的呼吸运动所吸入的自然界的新鲜空气,又称清气、天气、呼吸之气。"喉主天气","天气通于肺"。人体赖呼吸运动,使体内的气体在肺内不断交换,实行吐故纳新,参与人体气的生成。故曰:"天食人以五气,五气入鼻,由喉而藏于心肺,以达五脏"。

水谷之精气,又称谷气、水谷精微,是饮食物中的营养物质,是人赖以生存的基本要素。胃为水谷之海,人摄取饮食物之后,经过胃的腐熟,脾的运化,将饮食物中的营养成分化生为能被人体利用的水谷精微,输布于全身,滋养脏腑,化生气血,成为人体生命活动的主要物质基础。故曰:"人之所受气者谷也","人以水谷为本,故人绝水谷则死"。如初生婴儿,一日不食则饥,七日不食则肠胃枯竭而死,可见人类一有此身,必资谷气入胃,洒陈于六腑,和调于五脏,以生气血,而人资之以为生。

人自有生以后,无非天地之为用。非水谷,无以成形体之壮;非呼吸,无以行脏腑之气。所以说:"人一离腹时,便有此呼吸……平人绝谷,七日而死者,以水谷俱尽,脏腑无所充养受气也。然必待七日而死,未若呼吸绝而即死之速也"。

(2)生成过程

人体的气,从其本源看,是由先天之精气、水谷之精气和自然界的清气三者相结合而成的。气的生成有赖于全身各脏腑组织的综合作用,其中与肺、脾胃和肾等脏腑的关系尤为密切。

①肺为气之主:肺为体内外之气交换的场所,通过肺的呼吸吸入自然界的清气,呼出体内的浊气,实现体内外之气的交换。通过不断的呼浊吸清,保证了自然界的清气源源不断地进入人体内,参与了人体新陈代谢的正常进行。

肺在气的生成过程中主要生成宗气。人体通过肺的呼吸运动,把自然界的清气吸入于肺,与脾胃所运化的水谷精气,在肺内结合而积于胸中的上气海(膻中),形成人体的宗气。"夫合先后(指先天之气和后天之气)而言,即大气之积于胸中,司呼吸,通内外,周流一身,顷刻无间之宗气者是也"。

宗气走息道以行呼吸,贯心脉而行气血,通达内外,周流一身,以维持脏腑组织的

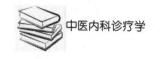

正常生理功能,从而又促进了全身之气的生成。肺司呼吸,"吸之则满,呼之则虚,一呼一吸,消息自然,司清浊之运化"。宗气赖肺呼吸清气而生,待其生成之后,则积于胸中,走息道而行呼吸。肺通过呼吸,排出浊气,摄取清气,生成宗气,以参与一身之气的生成。呼吸微徐,气度以行,"一呼脉再动,气行三寸,一吸脉亦再动,气行三寸,呼吸定息,脉行六寸"。

呼吸精气,则能寿蔽天地。肺借呼吸吸入自然之清气,为一身之气提供物质基础,赖化生宗气进而化生一身之气。肺之呼吸是气的生成的根本保证,故曰"诸气皆生于肺","肺主气,气调则营卫脏腑无所不治"。肺为呼吸橐籥,虚如蜂巢,吸之则满,呼之则虚,受脏腑上朝之清气,禀清肃之体,性主乎降。"人身之气,禀命于肺。肺气清肃,则周身之气莫不服从而顺行"。升降出入,无器不有:人体是一个不断发生着升降出入的气化作用的机体。"升降者,里气与里气相回旋之道也;出入者,里气与外气相交接之道也"。而肺则集升降出入于一身,呼则升且出,吸则降且入。"肺之一呼吸,以行脏腑之气",从而维持全身气机的动态平衡。故曰:"气……周流一身,循环无端,出入升降,继而有常……总统于肺气"。总之,肺脏通过呼吸运动,吐故纳新,吸清呼浊,化生宗气,进而生成一身之气,并总统一身之气机的升降出入运动,从而保证了气之生生不息。故有"肺主一身之气","肺为气之主"之说。

②脾胃为气血生化之源:胃司受纳,脾司运化,一纳一运,生化精气。脾升胃降,纳运相得,将饮食化生为水谷精气,靠脾之转输和散精作用,把水谷精气上输于肺,再由肺通过经脉而布散全身,以营养五脏六腑、四肢百骸,维持正常的生命活动。脾胃为后天之本,在气的生成过程中,脾胃的腐熟运化功能尤为重要。"人之所受气者谷也,谷之所注者胃也"。"胃司受纳,脾司运化,一纳一运,化生精气,津液上升,糟粕下降,斯无病也"。脾升胃降,纳运相得,才能将饮食化生为水谷精气。因为人在出生之后,依赖食物的营养以维持生命活动。而机体从饮食物中摄取营养物质又依赖于脾胃的受纳和运化功能。饮食入胃,经过胃之受纳和腐熟,进行初步消化,通过幽门下移于小肠,靠脾的磨谷消食作用,将水谷化生为水谷精微——水谷之精气,并靠脾之转输和散精作用,把水谷精微上输于肺,再由肺注入心脉,通过经脉布散到全身,以营养五脏六腑,维持正常的生命活动。所以李中梓说:"婴儿既生,一日不再食则饥,七日不食,则肠胃涸绝而死。经云:安谷则昌,绝谷则亡……胃气一败,百药难施。一有此身,必资谷气。谷入于胃,洒陈于六腑而气至,和调于五脏而血生,而人资之以为生也。故曰后天之本在脾"。脾为五脏之轴,胃为六腑之首,脾胃合为后天之本,气血生化之源,在气的生成过程中起着中流砥柱的作用。脾胃在气的生成过程中,不仅化生水谷精气,

提供物质基础,参与宗气的生成,而且又能滋养先天之精气。

③肾为生气之源:肾有贮藏精气的作用,肾的精气为生命之根,生身之本。肾所藏之精,包括先天之精和后天之精。先天之精是构成人体的原始物质,为生命的基础。后天之精,又称五脏六腑之精,来源于水谷精微,由脾胃化生并灌溉五脏六腑。实际上,先天之精和后天之精在肾脏中是不能截然分开的。故曰:"先天之气在肾,是父母之所赋;后天之气在脾,是水谷所化。先天之气为气之体,体主静,故子在胞中,赖母息以养生气,则神藏而机静。后天之气为气之用,用主动,故育形之后,资水谷以奉生身,则神发而运动。天人合德,二气互用,故后天之气得先天之气,则生生而不息;先天之气得后天之气,始化化而不穷也"。可见,肾精的盛衰,除先天条件外,和后天之精的充盛与否也有密切关系。肾脏对精气,一方面不断地贮藏,另一方面又不断地供给,循环往复,生生不已。所以说:"肾者,主受五脏六腑之精而藏之,故五脏盛乃能泻,是精藏于肾而又非生于肾也。五脏六腑之精,肾藏而司其输泄,输泄以时,则五脏六腑之精相续不绝"。肾所藏的先天之精气充盛,不仅给全身之气的生成奠定了物质基础,而且还能促进后天之精的生成,使五脏六腑有所禀受而气不绝。所以说:"父母构精时,一点真阳,先身而生,藏于两肾之中,而一身之元气由之以生,故谓生气之原"。

总之,气的生成,一者靠肾中精气、水谷精气和自然界清气供应充足;二者靠肺、脾胃、肾三脏功能的正常。其中以脾肺更为重要。故临证所谓补气,主要是补脾肺两脏之气。

1.3.2.3 气的功能

气,是构成人体和维持人体生命活动的最基本物质,它对于人体具有十分重要的多种生理功能。故曰:"气始而生化,气散而有形,气布而蕃育,气终而象变,其致一也"。"气者,人之根本也"。"人之生死,全赖乎气。气聚则生,气壮则康,气衰则弱,气散则死"。气的生理功能主要有以下几个方面。

(1)推动作用

气的推动作用,指气具有激发和推动作用。气是活力很强的精微物质,能激发和促进人体的生长发育以及各脏腑、经络等组织器官的生理功能,能推动血液的生成、运行,以及津液的生成、输布和排泄等。

气是维持人体生命活动的最基本物质。气自身具有运动的能力,"气有胜复,胜复之作,有德有化,有用有变"。气的这种胜复作用,即克制与反克制作用。气是阴阳的矛盾统一体,阴阳是气本身内在的矛盾要素。气的克制与反克制作用,亦即阴阳的矛盾运动,是"变化之父母,生杀之本始"。气本身的相互作用,是推动生命活动的根

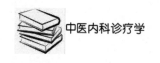

本动力。"气血,人身之二仪也,气为主而血为配。故曰:气化即物生,气变即物易,气盛即物壮,气弱即物弱,气正即物和,气乱即物病,气绝即物死。是气之当养也明矣"。"人之生死由乎气"。

人体的脏腑经络,赖气的推动以维持其正常的机能。如血液在经脉中运行于周身,其动力来源于气。"气为血之帅,血随之而运行",血为气之配,气升则升,气降则降,气凝则凝,气滞则滞。津液的输布和排泄赖气的推动,气行则水行,气滞则水滞。气这种动力作用,是由脏腑之气所体现的,如人体的生长发育和生殖功能,依赖于肾气的推动;水谷精微的化生赖脾胃之气的推动等等。三焦为元气通行之道路,上焦如雾,中焦如沤,下焦如渎。三焦囊括了整个人体最主要的新陈代谢功能,其自我完成的能动过程是通过气化作用实现的。"经脉者,行血气,通阴阳,以荣于身者也"。构成经络系统和维持经络功能活动的最基本物质,谓之经络之气。经络之气为人体真气的一部分。

经络之气旺盛,则人身二气周流,无往不贯,出于脏腑,流布经络,循脉上下,荣周不休,五十而复大会,阴阳相贯,如环无端。当气的推动作用减弱时,可影响人体的生长、发育,或出现早衰,亦可使脏腑、经络等组织器官的生理活动减退,出现血液和津液的生成不足,运行迟缓,输布、排泄障碍等病理变化。

"神者,正气也"。"人有五脏化五气,以生喜、怒、悲、忧、恐"。"神气舍心,魂魄毕具,乃成为人"。人的精神是物质之气的产物,气为体,神为用。人的精神意识活动也赖气的推动。故曰"气乃神之祖","气者精神之根蒂也"。

（2）温煦作用

气的温煦作用是指气有温暖作用,故曰"气主煦之"。气是机体热量的来源,是体内产生热量的物质基础。其温煦作用是通过激发和推动各脏腑器官生理功能,促进机体的新陈代谢来实现的。气分阴阳,气具有温煦作用者,谓之阳气。具体言之,气的温煦作用是通过阳气的作用而表现出来的。"人体通体之温者,阳气也"。

就营卫之气而言,卫气属阳,"卫气者,热气也。凡肌肉之所以能温,水谷之所以能化者,卫气之功用也"。维持人体生命活动的阳气称之为少火,所谓"少火生气"。阳气对人体的生长壮老已至关重要,"阳气者,若天与日,失其所,则折寿而不彰""气为生人少火,立命之本也"。

温煦作用具有重要的生理意义:人体的体温,需要气的温煦作用来维持;各脏腑、经络的生理活动,需要在气的温煦作用下进行;血得温则行,气可化水,血和津液等液态物质,都需要在气的温煦作用下,才能正常循行。

气虚为阳虚之渐,阳虚为气虚之极。如果气虚而温煦作用减弱,则可现畏寒肢冷、脏腑功能衰退、血液和津液的运行迟缓等寒性病理变化。

(3)防御作用

气的防御作用是指气护卫肌肤、抗御邪气的作用。人体机能总称正气。中医学用气的观点解释病因和病理现象,用"正气"代表人体的抗病能力,用"邪气"标示一切致病因素,用正气不能抵御邪气的侵袭来说明疾病的产生。故曰:"正气存内,邪不可干","邪之所凑,其气必虚"。气是维持人体生命活动的物质基础,气盛则人体脏腑经络的机能旺盛,人体脏腑经络机能旺盛则抗病能力旺盛,即正气强盛。"气得其和则为正气,气失其和则为邪气"。"和",即和谐之意。气具有物质性和运动性的显著特征,气分阴阳,阴阳相辅相成,相互激荡,彼此合和,万物便"冲气"合和而化生。气的生成和升降出入运动处于阴阳和谐的动态平衡状态,就是气之"和"或"和谐"。气和则生机盎然,机能旺盛,抗病能力亦盛,故曰"气得其和则为正气"。否则,气失其和则人体机能低下,抗病能力减弱,易招邪气侵袭而为病。故曰:"气失其和则为邪气"。气的防御作用是通过正气而体现出来的。

(4)固摄作用

气的固摄作用,指气对血、津液、精液等液态物质的稳固、统摄,以防止无故流失的作用。"阴阳匀平,以充其形,九候若一,命曰平人"。机体阴阳平衡标志着健康,平衡失调意味着生病。但是,中医学的阴阳学说认为,在人体阴阳的对立互根的矛盾关系中,阳为主而阴为从,强调以阳为本,阳气既固,阴必从之。"凡阴阳之要,阳密乃固……阳强不能密,阴气乃绝"。人体中的阳气是生命的主导,若失常而不固,阴气就会耗伤衰竭,引起疾病甚至死亡。所以,气的固摄作用,泛言之,实为人体阳气对阴气的固密调节作用。

(5)营养作用

气的营养作用,指气为机体脏腑功能活动提供营养物质的作用。具体表现在三个方面:

①人以水谷为本,水谷精微为化生气血的主要物质基础。气血是维持全身脏腑经络机能的基本物质。因此说,水谷精气为全身提供生命活动所必需的营养物质。

②气通过卫气以温养肌肉、筋骨、皮肤、腠理。所谓"卫气者,本于命门,达于三焦,以温肌肉、筋骨、皮肤","熏于肓膜,散于胸腹"。通过营气化生血液,以营养五脏六腑、四肢百骸,故曰:"营者水谷之精,和调于五脏,洒陈于六腑,乃能入于脉也……灌溉一身","入于经隧,达脏腑,昼夜营周不休"。

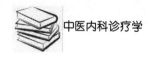

③气通过经络之气,起到输送营养,濡养脏腑经络的作用。故曰:"其流溢之气,内溉脏腑,外濡腠理"。

(6)气化作用

气化,在不同的学术领域有不同的含义。在中国古代哲学上,气化是气的运动变化,即阴阳之气的变化,泛指自然界一切物质形态的一切形式的变化。

气的推动、温煦、防御、固摄、营养、气化等功能,虽然不尽相同,但密不可分,在生命活动中相互促进,协调配合,共同维系着人的生命过程。气是维持生命活动的物质基础。这种生命物质——气,经常处于不断自我更新和自我复制的新陈代谢过程中。《素问·阴阳应象大论》所说的"味归形,形归气;气归精,精归化;精食气,形食味;化生精,气生形……精化为气"等,就是对气化过程的概括。气化为形,形化为气的形气转化的气化运动,包括了气、精、血、津液等物质的生成、转化、利用和排泄过程。人体必须不断地从周围环境摄取生命活动必需的物质,否则,生命就无法维持。人以水谷为本,得谷则昌,绝谷则亡。脏腑经络,周身组织,无不在不同的角度、范围与深度上参与了这类气化运动,并从中获取所需要的营养和动力,而排出无用或有害的代谢产物。

人体的气化运动是永恒的,存在于生命过程的始终,没有气化就没有生命,故曰:"物之生,从乎化,物之极,由乎变,变化之相薄,成败之所由也"。由此可见,气化运动是生命最基本的特征。

如果气的气化作用失常,则能影响整个物质代谢过程。如:影响饮食物的消化吸收,影响气、血、津液的生成、输布,影响汗液、尿液和粪便的排泄等,从而形成各种复杂的病变。

1.3.3 血

1.3.3.1 血的基本概念

血,即血液,是循行于脉中的富有营养的红色的液态物质,是构成人体和维持人体生命活动的基本物质之一。血主于心,藏于肝,统于脾,布于肺,根于肾,有规律地循行脉管之中,在脉内营运不息,充分发挥灌溉一身的生理效应。

脉是血液循行的管道,又称"血府"。在某些因素的作用下,血液不能在脉内循行而溢出脉外时,称为出血,即"离经之血"。由于离经之血离开了脉道,失去了其发挥作用的条件,所以,就丧失了血的生理功能。

1.3.3.2　血的生成

（1）血液化生的物质基础

①血液的最基本的物质，故曰是谓血："血者水谷之精气也……故虽心主血脾和胃，血自生矣"。"中焦受气取汁，变化而赤肝藏血，亦皆统摄于脾，补由于脾胃化生的水谷精微是血液生成的最基本物质，所以有脾胃为"气血生化之源"的说法。饮食营养的优劣，脾胃运化功能的强弱，直接影响着血液的化生。"盖饮食多自能生血，饮食少则血不生"。因此，长期饮食营养摄入不足，或脾胃的运化功能长期失调，均可导致血液的生成不足而形成血虚的病理变化。

②营气：营气是血液的组成部分旷"夫生血之气，营气也。营盛即血盛，营衰即血衰，相依为命，不可分离也"。

③精髓："血即精之属也"。"肾为水脏，主藏精而化血"。"肾藏精，精者，血之所成也"。由上观之，精髓也是化生血液的基本物质。

④津液："营气者，泌其津液，注之于脉，化以为血"。"中焦出气如露，上注溪谷，而渗孙脉，津液和调，变化而赤为血"。津液可以化生为血，不断补充血液量，以使血液满盈。"津亦水谷所化，其浊者为血，清者为津，以润脏腑、肌肉、脉络，使气血得以周行通利而不滞者此也。凡气血中，不可无此，无此则槁涩不行矣"，所以，血液的盈亏与津液有密切关系。

综上所述，水谷精微、营气、津液、精髓均为生成血液的物质基础。但津液和营气都来自于饮食物经脾和胃的消化吸收而生成的水谷精微。所以，就物质来源而言，水谷精微和精髓则是血液生成的主要物质基础。

（2）血液生成与脏腑的关系

①心：心主血脉，一则行血以输送营养物质，使全身各脏腑获得充足的营养，维持其正常的功能活动，从而也促进血液的生成。二则水谷精微通过脾的转输升清作用，上输于心肺，在肺吐故纳新之后，复注于心脉化赤而变成新鲜血液。所以说："血乃中焦之汁，流溢于中以为精，奉心化赤而为血"。"奉心化赤而为血"是说心也参与血液的生成。"血为心火之化，以其为心火所成……故经谓心生血，又云血属于心"。

②肺：肺主一身之气，参与宗气之生成和运行。气能生血，气旺则生血功能亦强，气虚则生血功能亦弱。气虚不能生血，常可导致血液衰少。肺通过主一身之气的作用，使脏腑之功能旺盛，从而促进了血液的生成。肺在血液生成中的作用，主要是通过肺朝百脉、主治节的作用而实现的。"中焦亦并胃中，出上焦之后，此所受气者，泌糟粕，蒸津液，化其精微，上注于肺脉，乃化而为血"。脾胃消化吸收的水谷精微，化生为

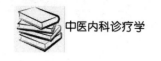

营气和津液等营养物质,通过经脉而汇聚于肺,赖肺的呼吸,在肺内进行气体交换之后方化而为血。

③脾:脾为后天之本,气血生化之源。脾胃所化生的水谷精微是化生血液的最基本物质。"血者水谷之精也。源源而来,而实生化于脾"。"胃中水谷之清气,借脾之运化成血,故曰生化于脾"。若中焦脾胃虚弱,不能运化水谷精微,化源不足,往往导致血虚。可见,中医学已认识到血液与营养物质的关系,也已认识到脾是一个造血器官。

④肝:肝主疏泄而藏血。肝脏是一个贮血器官。因精血同源,肝血充足,故肾亦有所藏,精有所资,精充则血足。另外,肝脏也是一个造血器官,所以《内经》云:"肝……其充在筋,以生血气"。

⑤肾:肾藏精,精生髓。精髓也是化生血液的基本物质,故有血之源头在于肾之说。中医不仅认识到骨髓是造血器官,肾对血液的生成有调节作用,而且也认识到肾精是通过肝脏的作用而生成血液的,所以说:"血之与气,异名同类,虽有阴阳清浊之分,总由水谷精微所化。其始也混然一区,未分清浊,得脾气之鼓运,如雾上蒸于肺而为气;气不耗,归精于肾而为精;精不泄,归精于肝而化清血"。

综上所述,血液是以水谷精微和精髓为主要物质基础,在脾胃、心肺、肝肾等脏腑的共同作用下而生成的。故临床上常用补养心血、补益心脾、滋养肝血和补肾益髓等法以治血虚之候。

1.3.3.3 血的循行

（1）血液循行的方向

脉为血之府,脉管是一个相对密闭,如环无端,自我衔接的管道系统。血液在脉管中运行不息,流布于全身,环周不休,以营养人体的周身内外上下。血液循行的方式为"阴阳相贯,如环无端","营周不休。"故曰:"营在脉中,卫在脉外,营周不休,五十而复大会,阴阳相贯,如环无端"。

李中梓则更明确指出:"脉者血脉也,血脉之中气道行焉。五脏六腑以及奇经,各有经脉,气血流行,周而复始,循环无端,百骸之间,莫不贯通"。

血液循行的具体方向是:"食气入胃,散精于肝……食气入胃,浊气归心,淫精于脉,脉气流经,经气归于肺,肺朝百脉,输精于皮毛。毛脉合精,行气于府。府精神明,留于四脏,气归于权衡"。"……此雾气由脏而经,由经而络,由络而播宣皮腠,熏肤充血泽毛……阴性亲内,自皮而络,自络而经,自经而归趋脏腑"。这段论述说明了水谷精气的走行方向,并明确地指出了水谷精气是进入血液循环的。故从中可以了解血液离心性和向心性的具体循行方向。这个方向虽与现代生理学对血液循环的认识有所不同,但已明确提出了心、肺和脉构成了血液的循环系统。

(2)血液运行的机制

血液正常循行必须具备两个条件:一是脉管系统的完整性,二是全身各脏腑发挥正常生理功能,特别是与心、肺、肝、脾四脏的关系尤为密切。

①心主血脉:"人心动,则血行诸经"。心为血液循行的动力,脉是血液循行的通路,血在心的推动下循行于脉管之中。心脏、脉管和血液构成了一个相对独立的系统。心主血脉,心气是维持心的正常搏动,从而推动血液循行的根本动力。全身的血液,依赖心气的推动,通过经脉而输送到全身,发挥其濡养作用。心气充沛与否,心脏的搏动是否正常,在血液循环中起着十分关键的作用。

②肺朝百脉:心脏的搏动是血液运行的基本动力,而血非气不运,血的运行,又依赖气的推动,随着气的升降而运至全身。肺司呼吸而主一身之气,调节着全身的气机,辅助心脏,推动和调节血液的运行。

"肺主气,心主血。肺之呼吸以行脏腑之气;心因之一舒一缩,以行经络之血。肺金清肃,其气下行,肾则纳之,归于中宫,助真火,蒸饮食,化精微,以为生元气之根本。呼吸由此而起,声音由此而出,人之强弱寿夭,悉本于此。心脏舒出紫血之浊气,缩入赤血之清气。赤血即受肺吸入清气生气,由心运行血脉管,滋养周身之精血也;紫血即受脏腑经脉浊气毒气改变之血,由回血管复运行肺内,待呼出浊气,得吸入之清气,则紫血复变为赤血,仍流布周身之内,以养生命。人身之血脉运行,周而复始也"。

③脾主统血:五脏六腑之血全赖脾气统摄,脾之所以统血,与脾为气血生化之源密切相关。脾气健旺,气血旺盛,则气之固摄作用也就健全,而血液就不会逸出脉外,以致引起各种出血。

④肝主藏血:肝主藏血,具有贮藏血液和调节血流量的功能。根据人体动静的不同情况,调节脉管中的血液流量,使脉中循环血液维持在一个恒定水平上。此外,肝的疏泄功能能调畅气机,一方面保障着肝本身的藏血功能,另一方面对血液通畅地循行也起着一定的作用。

从上可以看出,血液正常地循行需要两种力量:推动力和固摄力。推动力是血液循环的动力,具体地体现在心主血脉,肺助心行血及肝的疏泄功能方面。另一方面是固摄的力量,它是保障血液不致外溢的因素,具体地体现在脾的统血和肝藏血的功能方面。这两种力量的协调平衡维持着血液的正常循行。若推动力量不足,则可出现血液流速缓慢、滞涩,甚者血瘀等改变;若固摄力量不足,则可导致血液外溢,出现出血

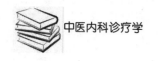

症。综上所述,血液循行是在心、肺、肝、脾等脏腑相互配合下进行的。因此,其中任何一个脏腑生理功能失调,都会引起血行失常。

中医学认为,血液的生理与心、肺、脾、肝、肾皆有密切关系。故曰:"血……盖其源源而来,生化于脾,总统于心,藏受于肝,宣布于肺,施泄于肾,灌溉一身,无所不及"。所以临床上治疗血液疾患也是从整体入手的。

血行失常不外出血和血瘀两端。治疗出血,不重在止血而重在分清出血的原因和性质。诸如清热止血、益气止血、平肝止血、清肺止血、祛瘀止血等。血瘀则行血,总以活血祛瘀为要。无论活血或祛瘀,多在和血基础上进行,一般不宜猛峻,如欲逐瘀,常与攻下法同用,如理气活血、温经活络、攻逐瘀血等。

1.3.3.4 血的生理功能

(1)营养滋润全身

血的营养作用是由其组成成分所决定的。血循行于脉内,是其发挥营养作用的前提和血沿脉管循行于全身,为全身各脏腑组织的功能活动提供营养。《难经·二十二难》将血的这一作用概括为"血主濡之"。全身各部(内脏、五官、九窍、四肢、百骸)无一不是在血的濡养作用下而发挥功能的。如鼻能嗅,眼能视,耳能听,喉能发音,手能摄物等都是在血的濡养作用下完成的。所以,血,"目得之而能视,耳得之而能听,手得之而能摄,掌得之而能握,足得之而能步,脏得之而能液,腑得之而能气。是以出入升降,濡润宣通者,由此使然也"。

血的濡养作用可以从面色、肌肉、皮肤、毛发等方面反映出来。血的濡养作用正常,则面色红润,肌肉丰满壮实,肌肤和毛发光滑等。当血的濡养作用减弱时,机体除脏腑功能低下外,还可见到面色不华或萎黄,肌肤干燥,肢体或肢端麻木,运动不灵活等临床表现。

"故凡为七窍之灵,为四肢之用,为筋骨之和柔,为肌肉之丰盛,以至滋脏腑,安神魂,润颜色,充营卫,津液得以通行,二阴得以调畅,凡形质之所在,无非血之用也"。

(2)神志活动的物质基础

血的这一作用是古人通过大量的临床观察而认识到的,无论何种原因形成的血虚或运行失常,均可以出现不同程度的神志方面的症状。心血虚、肝血虚,常有惊悸、失眠、多梦等神志不安的表现,失血甚者还可出现烦躁、恍惚、癫狂、昏迷等神志失常的改变。可见血液与神志活动有着密切关系,所以说"血者,神气也"。

1.3.4 津液

1.3.4.1 津液的概念

津液是人体一切正常水液的总称。津液包括各脏腑组织的正常体液和正常的分泌物,胃液、肠液、唾液、关节液等。习惯上也包括代谢产物中的尿、汗、泪等。故曰:"汗与小便,皆可谓之津液,其实皆水也"。津液以水分为主体,含有大量营养物质,是构成人体和维持人体生命活动的基本物质。"人禀阴阳二气以生,有清有浊。阳之清者为元气。阳之浊者为火;阴之清者为津液,阴之浊者即为痰"。

在体内,除血液之外,其他所有正常的水液均属于津液范畴。

津液广泛地存在于脏腑、形体、官窍等器官组织之内和组织之间,起着滋润濡养作用。同时,津能载气,全身之气以津液为载体而运行全身并发挥其生理作用。津液又是化生血液的物质基础之一,与血液的生成和运行也有密切关系。所以,津液不但是构成人体的基本物质,也是维持人体生命活动的基本物质。

津与液虽同属水液,但在性状、功能及其分布部位等方面又有一定的区别。一般地说,性质清稀,流动性大,主要布散于体表皮肤、肌肉和孔窍等部位,并渗入血脉,起滋润作用者,称为津;其性较为稠厚,流动性较小,灌注于骨节、脏腑、脑、髓等组织器官,起濡养作用者,称之为液:"津液各走其道,故三焦出气,以温肌肉,充皮肤,为其津;其流而不行者,为液"。

1.3.4.2 津液的代谢

(1)津液的生成

津液的生成、输布和排泄,是一个涉及多个脏腑一系列生理活动的复杂的生理过程。

"饮入于胃,游溢精气,上输于脾,脾气散精,上归于肺,通调水道,下输膀胱,水精四布,五经并行",是对津液代谢过程的简要概括。

津液来源于饮食,通过脾、胃、小肠和大肠消化吸收饮食中的水分和营养而生成的。其具体过程是:脾胃腐熟运化胃为水谷之海,主受纳腐熟,赖游溢精气而吸收水谷中部分精微。"水之入胃,其精微洒陈于脏腑经脉,而为津液"。脾主运化,赖脾气之升清,将胃肠吸收的谷气与津液上输于心肺,而后输布全身。故曰:"津液与气入于心,贯于肺,充实皮毛,散于百脉"。

小肠主液小肠泌别清浊,吸收饮食物中大部分的营养物质和水分,上输于脾,而布散全身,并将水液代谢产物经肾输入膀胱,把糟粕下输于大肠。

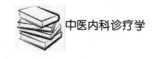

大肠主津大肠接受小肠下注的饮食物残渣和剩余水分屉,将其中部分水浓重新吸收,使残渣形成粪便而排出体外。大肠通过其主津功能参与人体内津湾的生成。

津液的生成是在脾的主导下,由胃、小肠、大肠的参与而共同完成的,但与其他脏腑也不无关系。

总之,津液的生成取决于如下两方面的因素:其一是充足的水饮类食物,这是生成津液的物质基础;其二是脏腑功能正常,特别是脾胃、大小肠的功能正常。其中任何一方面因素的异常,均可导致津液生成不足,引起津液亏乏的病理变化。

(2)津液的输布

津液的输布主要依靠脾、肺、肾、肝、心和三焦等脏腑生理功能的综合作用而完成的。

心主血脉"中焦蒸水谷之津液,化而为血,独行于经隧"。"津液和调,变化而赤为血"。心属火,为阳中之太阳,主一身之血脉。津液和血液赖心阳之动力,方能正常运行,环周不休。

脾气散精脾主运化水谷精微,通过其转输作用,一方面将津液上输于肺,由肺的宣发和肃降,使津液输布全身而灌溉脏腑、形体和诸窍。另一方面,又可直接将津液向四周布散至全身,即脾有"灌溉四旁"之功能,所谓"脾主为胃行其津液"的作用。

肺主行水,通调水道,为水之上源。肺接受从脾转输而来的津液之后,一方面通过宣发作用将津液输布至人体上部和体表,另一方面,通过肃降作用,将津液输布至肾和膀胱以及人体下部形体。

肾主津液"肾者水脏,主津液"。肾对津液输布起着主宰作用,主要表现在两个方面:

①肾中阳气的蒸腾气化作用,是胃"游溢精气"、脾的散精、肺的通调水道,以及小肠的分别清浊等作用的动力,推动着津液的输布。

②由肺下输至肾的津液,在肾的气化作用下,清者蒸腾,经三焦上输于肺而布散于全身,浊者化为尿液注入膀胱。

肝主疏泄,使气机调畅,三焦气治,气行则津行,促进了津液的输布环流。

三焦决渎:三焦为"决渎之官",气为水母,气能化水布津,三焦对水液有通调决渎之功,是津液在体内流注输布的通道。

津液的输布虽与五脏皆有密切关系,但主要是由脾、肺、肾和三焦来完成的。脾将胃肠而来的津液上输于肺,肺通过宣发肃降功能,经三焦通道,使津液外达皮毛,内灌脏腑,输布全身。

（3）津液的排泄

津液的排泄与津液的输布一样,主要依赖于肺、脾、肾等脏腑的综合作用,其具体排泄途径为:汗、呼气肺气宣发,将津液输布到体表皮毛,被阳气蒸腾而形成汗液,由汗孔排出体外。肺主呼吸,肺在呼气时也带走部分津液(水分)。

尿液为津液代谢的最终产物,其形成虽与肺、脾、肾等脏腑密切相关,但尤以肾为最。肾之气化作用与膀胱的气化作用相配合,共同形成尿液并排出体外。肾在维持人体津液代谢平衡中起着关键作用,所以说:"水为至阴,其本在肾"。

粪大肠排出的水谷糟粕所形成的粪便中亦带走一些津液。腹泻时,大便中含水多,带走大量津液,易引起伤津。

综上所述,津液代谢的生理过程,需要多个脏腑的综合调节,其中尤以肺、脾、肾三脏为要,故曰:"盖水为至阴,故其本在肾;水化于气,故其标在肺;水惟畏土,故其制在脾"。若三脏功能失调,则可影响津液的生成、输布和排泄等过程,破坏津液代谢的平衡,从而导致津液生成不足,或环流障碍,水液停滞,或津液大量丢失等病理改变。其中,尤以肾的功能最为关键。故曰:"肾者水脏,主津液"。津液生成不足或大量丢失而伤津化燥,甚则阴液亏虚,乃至脱液亡阴,其治宜滋液生津、滋补阴液、敛液救阴。津液停聚则为湿、为饮、为水、为痰,其治当以发汗、化湿、利湿(尿)、逐水、祛痰为法。

1.3.4.3 津液的功能

津液的功能主要包括滋润濡养、化生血液、调节阴阳和排泄废物等。

（1）滋润濡养

津液以水为主体,具有很强的滋润作用,富含多种营养物质,具有营养功能。津之与液,津之质最轻清,液则清而晶莹,厚而凝结。精、血、津、液四者在人之身,血为最多,精为最重,而津液之用为最大。内而脏腑筋骨,外而皮肤毫毛,莫不赖津液以濡养。"津亦水谷所化,其浊者为血,清者为津,以润脏腑、肌肉、脉络,使气血得以周行通利而不滞者此也。凡气血中不可无此,无此则槁涩不行矣……液者,淖而极厚,不与气同奔逸者也,亦水谷所化,藏于骨节筋会之间,以利屈伸者。其外出孔窍,曰涕、曰涎,皆其类也"。分布于体表的津液,能滋润皮肤,温养肌肉,使肌肉丰润,毛发光泽;体内的津液能滋养脏腑,维持各脏腑的正常功能;注入孔窍的津液,使口、眼、鼻等九窍滋润;流入关节的津液,能温利关节;渗入骨髓的津液,能充养骨髓和脑髓。

（2）化生血液

津液经孙络渗入血脉之中,成为化生血液的基本成分之一。津液使血液充盈,并濡养和滑利血脉,而血液环流不息。故曰:"中焦出气如露,上注溪谷,而渗孙脉,津液

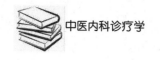

和调,变化而赤为血","水入于经,其血乃成"。

(3)调节阴阳

在正常情况下,人体阴阳之间处于相对的平衡状态。津液作为阴精的一部分,对调节人体的阴阳平衡起着重要作用。脏腑之阴的正常与否,与津液的盛衰是分不开的。人体根据体内的生理状况和外界环境的变化,通过津液的自我调节使机体保持正常状态,以适应外界的变化。如寒冷的时候,皮肤汗孔闭合,津液不能借汗液排出体外,而下降入膀胱,使小便增多;夏暑季节,汗多则津液减少下行,使小便减少。当体内丢失水液后,则多饮水以增加体内的津液。"水谷入于口,输于肠胃,其液别为五,天寒衣薄则为溺与气,天热衣厚则为汗",由此调节机体的阴阳平衡,从而维持人体的正常生命活动。

(4)排泄废物

津液在其自身的代谢过程中,能把机体的代谢产物通过汗、尿等方式不断地排出体外,使机体各脏腑的气化活动正常。若这一作用受到损害和发生障碍,就会使代谢产物潴留于体内,而产生痰、饮、水、湿等多种病理变化。

1.3.4.4　五脏化液

(1)五脏化液的概念

汗、涕、泪、涎、唾五种分泌物或排泄物称之为五液。五液由五脏所化生,即心为汗,肺为涕,肝为泪,脾为涎,肾为唾。五液由五脏所化生并分属于五脏,故称五脏化液,又称五脏化五液。

(2)五脏与五液的关系

五液属津液范畴,皆由津液所化生,分布于五脏所属官窍之中,起着濡养、滋润以及调节津液代谢的作用。五液的化生、输布和排泄是在津液的化生、输布和排泄的气化过程中完成的,是多个脏腑,特别肺、脾、肾等综合作用的结果。但五脏是脏象学说的核心,故又将汗、涕、泪、涎、唾分属于五脏。故曰:"人之一身,有涕、泪、涎、唾、便、溺,皆属一水之化,而发于九窍之中"。"汗与小便,皆可谓之津液"。五脏与五液的关系是津液代谢过程中,整体调节与局部调节的统一。

①汗为心之液:什么是汗?"阳加于阴谓之汗"。"阳",是指体内的阳气;"阴",是指体内的阴液。所谓"阳加于阴谓之汗",是说汗液为津液通过阳气的蒸腾气化后,从玄府(汗孔)排出的液体。汗液的分泌和排泄,还有赖于卫气对腠理的开阖作用。腠理开,则汗液排泄;腠理闭,则无汗。因为汗为津液所化,血与津液又同出一源,因此有"汗血同源"之说。血又为心所主,汗为血之液,气化而为汗,故有"汗为心之液"之

称。正如李中梓所说:"心之所藏,在内者为血,发于外者为汗,汗者心之液也"。由于汗与血液,生理上有密切联系,故它们在病理上也互相影响。就汗与血液的关系而言,汗出过多,可耗血伤津。反之,津亏血少,汗源不足。故临床上出现血虚之候时,应慎用汗法。"夺血者无汗,夺汗者无血"的道理就在于此。就汗与心的关系而言,汗出过多,耗伤心的气血,则见心悸怔忡等。由于汗出是阳气蒸发津液的结果,故大汗淋漓也会伤及人的阳气,导致大汗亡阳的危候。反之,当心的气血不足时,也会引起病理性的出汗,如心气虚,表卫不固而自汗;心阴虚,阳不敛阴而盗汗。

②涕为肺之液:涕是由鼻内分泌的粘液,有润泽鼻窍的功能。鼻为肺之窍,五脏化液,肺为涕。在肺的生理功能正常时,鼻涕润泽鼻窍而不外流。若肺感风寒,则鼻流清涕;肺感风热,则鼻流浊涕;如肺燥,则鼻干涕少或无涕。

③涎为脾之液:涎为口津,唾液中较清稀的称作涎:涎具有保护和清洁口腔的作用。在进食时涎分泌较多,还可湿润和溶解食物,使之易于吞咽和消化。在正常情况下,涎液上行于口但不溢于口外。若脾胃不和,则往往导致涎液分泌急剧增加,而发生口涎自出等现象,故说脾在液为涎。

④泪为肝之液:肝开窍于目,泪从目出。泪有濡润、保护眼睛的功能。在正常情况下,泪液的分泌,是濡润而不外溢,但在异物侵入目中时,泪液即可大量分泌,起到清洁眼目和排除异物的作用。在病理情况下,则可见泪液分泌异常。如肝的阴血不足,泪液分泌减少,常现两目干涩;如风火赤眼,肝经湿热,可见目眵增多,迎风流泪等。此外,在极度悲哀的情况下,泪液的分泌也可大量增多。

⑤唾为肾之液:唾与涎同为口津,即唾液。较稠者为唾,较稀薄者为涎。脾之液为涎而肾之液为唾:唾液除了具有湿润与溶解食物,使之易于吞咽,以及清洁和保护口腔的作用外,还有滋养肾精之功:因唾为肾精所化,多唾或久唾。则易耗肾精,所以气功家常吞咽津唾以养肾精。

1.3.5 气血精津液的关系

气、血、津液、精等均是构成人体和维持人体生命活动的基本物质,均赖脾胃化生的水谷精微不断地补充,在脏腑组织的功能活动和神的主宰下,它们之间又相互渗透、相互促进、相互转化。在生理功能上,又存在着相互依存、相互制约和相互为用的密切关系。

1.3.5.1 气与血的关系

气属阳,主动,主煦之;血属阴,主静,主濡之。这是气与血在属性和生理功能上的

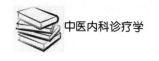

区别。但两者都源于脾胃化生的水谷精微和肾中精气,在生成、输布(运行)等方面关系密切,故曰:"气中有血,血中有气,气与血不可须臾相离,乃阴阳互根,自然之理也"。"人之一身,皆气血之所循行,气非血不和,血非气不运,故曰:气主煦之,血主濡之";这种关系可概括为"气为血之帅""血为气之母"。

(1)气对血的作用

气对血的作用,是气为血之帅,气为血帅包含着三方面的意义:气能生血,气能行血,气能摄血。

①气能生血:气能生血是指气的运动变化是血液生成的动力。从摄入的饮食物转化成水谷精微,从水谷精微转化成营气和津液,从营气和津液转化成赤色的血,其中每一个转化过程都离不开气的运动变化,而气的运动变化又是通过脏腑的功能活动表现出来的。气的运动变化能力旺盛,则脏腑的功能活动旺盛,化生血液的功能亦强;气的运动变化能力减弱,则脏腑功能活动衰退,化生血液的功能亦弱。气旺则血充,气虚则血少。故在临床治疗血虚疾患时,常配合补气药,就是补益生血的动力,所以周学海说:"前贤谓气能生血者……人身有一种气,其性情功力能鼓动人身之血,由一丝一缕化至十百千万,气之力止而后血之数亦止焉。常见人之少气者,及因病伤气者,面色络色必淡,未尝有失血之症也,以其气力已怯,不能鼓化血汁耳。此一种气,即荣气也,发源于心,取资于脾胃,故曰心生血,脾统血,非心脾之体能生血统血也,以其藏气之化力能如此也"。

②气能行血:气能行血指气的推动作用是血液循行的动力。气一方面可以直接推动血行,如宗气,另一方面又可促进脏腑的功能活动,通过脏腑的功能活动推动血液运行。"运血者即是气","气行乃血流"。气生成于血中而固护于血外,气为血之帅,血在脉中流行,实赖于气之率领和推动。故气之正常运动,对保证血液的运行有着重要意义。总之,气行则血行,气止则血止,气有一息之不运,则血有一息之不行;所以临床上治疗血行失常,常以调气为上,调血次之。如气虚不能行血则面色㿠白,补气行血则面色润泽;气滞则血瘀,妇女月经闭止,行气活血则经通。

③气能摄血:气能摄血即气对血的统摄作用。气的固摄作用使血液正常循行于脉管之中而不逸于脉外。"人身之生,总之以气统血","血之运行上下,全赖乎脾"。"血所以丽气,气所以统血。非血之足以丽气也,营血所到之处,则气无不丽焉;非气不足以统血也,卫气所到之处,则血无不统焉。气为血帅故也"。气摄血,实际上是脾统血的作用。"诸血皆统于脾",脾为气血运行上下之总枢,其气上输心肺,下达肝肾,外灌溉四旁,充溢肌肤,所谓居中央而畅四方,血即随之运行不息。若脾虚不能统血,则血

无所主,因而脱陷妄行。气不摄血则可见出血之候,故治疗时,必须用补气摄血之法,方能达到止血的目的。如临床上每见血脱之危候,治本"血脱者固气"之法,用大剂独参汤补气摄血而气充血止。

(2)血对气的作用

血对气的作用,即血为气之母。血为气母是指气在生成和运行中始终离不开血。血为气母的含义有二:

①血能生气:气存血中,血不断地为气的生成和功能活动提供水谷精微:水谷精微是全身之气的生成和维持其生理功能的主要物质基础。而水谷精微又赖血以运之,借以为脏腑的功能活动不断地供给营养,使气的生成与运行正常地进行。所以血盛则气旺,血衰则气少。

②血能载气:"守气者即是血""载气者,血也"。气存于血中,赖血之运载而达全身。血为气之守,气必依附于血而静谧。故云:"气阳而血阴,血不独生,赖气以生之;气无所附,赖血以附之"。否则,血不载气,则气将飘浮不定,无所归附。故气不得血,则散而无所附。所以在临床上,每见大出血之时,气亦随之而涣散,形成气随血脱之候。

综上所述,气与血,一阴一阳,互相维系,气为血之帅,血为气之守。"一身气血,不能相离,气中有血,血中有气,气血相依,循环不已"。若血气不和,则百病丛生。

1.3.5.2 气与精的关系

(1)气对精的作用

精包括先天之精和后天之精。精依气生,气化为精。精之生成源于气,精之生理功能赖于气之推动和激发。如肾精之秘藏,赖元气固护于外。气聚则精盈,气弱则精走。元气亏损,肾失封藏,每见失精之害。"精乃气之子",精之与气,本自互生,精气充足,则神自旺。

(2)精对气的作用

"精化为气,元气由精而化也"。精藏于肾,肾精充盛,盛乃能泻,不断地供给五脏六腑,以促进脏腑的生理活动。五脏六腑的功能正常,则元气方能化生不已。精盈则气盛,精少则气衰。故元精失则元气不生,元阳不充。所以失精家每见少气不足以息,动辄气喘,肢倦神疲,懒于语言等气虚之证。

1.3.5.3 气与津液的关系

气属阳,津液属阴,这是气和津液在属性上的区别,但两者均源于脾胃所运化的水

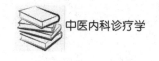

谷精微,在其生成和输布过程中有着密切的关系。在病理上病气即病水,病水即病气。所以在治疗上,治气即是治水,治水即是治气。

(1)气对津液的作用

气对津液的作用表现为气能生津、行津、摄津三个方面。

①气能生津:气是津液生成与输布的物质基础和动力。津液源于水谷精气,而水谷精气赖脾胃之腐熟运化而生成。气推动和激发脾胃的功能活动,使中焦之气机旺盛,运化正常,则津液充足。"水化于气""气可化水"。所以,津液的生成、输布和排泄均离不开气的作用。故三焦之气失职,则津液停聚而为湿为水为肿。如太阳蓄水证,水热互结于膀胱,气化不行,津液不布,则口渴而小便不利,治以五苓散助气化而散水邪,膀胱津液得以化气,升腾于上,敷布于脏腑而还为津液,不生津而渴自止。所以气旺则津充,气弱则津亏。

②气能行津:气能行津指气的运动变化是津液输布排泄的动力。气的升降出入运动作用于脏腑,表现为脏腑的升降出入运动。脾、肺、肾、肝等脏腑的升降出入运动完成了津液在体内的输布、排泄过程,所谓"气行水亦行"。当气的升降出入运动异常时,津液输布、排泄过程也随之受阻。反之,由于某种原因,使津液的输布和排泄受阻而发生停聚时,则气的升降出入运动亦随之而不利。由气虚、气滞而导致的津液停滞,称作气不行水;由津液停聚而导致的气机不利,称作水停气滞。两者互为因果,可形成内生之水湿、痰饮,甚则水肿等病理变化。这是在临床上治疗水肿行气与利水法常常并用的理论依据之一。

③气能摄津:气能摄津是指气的固摄作用控制着津液的排泄。体内的津液在气的固摄作用控制下维持着一定的量。若气的固摄作用减弱,则体内津液任意经汗、尿等途径外流,出现多汗、漏汗、多尿、遗尿的病理现象,临床治疗时应注意补气固津。

(2)津液对气的作用

"水可化气","气生于水"。水谷化生的津液,通过脾气升清散精,上输于肺,再经肺之宣降通调水道,下输于肾和膀胱。在肾阳的蒸动下,化而为气,升腾敷布于脏腑,发挥其滋养作用,以保证脏腑组织的正常生理活动,故云:"水精四布,五经并行"。此外,津液是气的载体,气必须依附于津液而存在,否则就将涣散不定而无所归。因此,津液的丢失,必导致气的耗损。如暑病伤津耗液,不仅口渴喜饮,且津液虚少无以化气,而见少气懒言、肢倦乏力等气虚之候。若因汗、吐太过,使津液大量丢失,则气亦随之而外脱,形成"气随液脱"之危候,故曰:"吐下之余,定无完气"。

1.3.5.4 血与精的关系

精能化血,血能生精,精血互生,故有"精血同源"之说。

(1)血对精的作用

"夫血者,水谷之精气也,和调于五脏,洒陈于六腑,男子化而为精,女子上为乳汁,下为经水"。"精者,血之精微所成"。血液流于肾中,与肾精化合而成为肾所藏之精。由于血能生精,血旺则精充,血亏则精衰。临床上每见血虚之候往往有肾精亏损之征。

(2)精对血的作用

"血即精之属也,但精藏于肾,所蕴不多,而血富于冲,所至皆是"。肾藏精,精生髓,髓养骨,"骨髓坚固,气血皆从"。由此可见,精髓是化生血液的重要物质基础。精足则血足,所以肾精亏损可导致血虚。目前治疗再生障碍性贫血,用补肾填精之法而获效。以补肾为主治疗血虚,就是以精可化血为理论依据的。

1.3.5.5 血与津液的关系

血与津液均是液态物质,均有滋润和濡养作用,与气相对而言,二者均属于阴,在生理上相互补充,病理上相互影响。

(1)血对津液的作用

运行于脉中的血液,渗于脉外便化为有濡润作用的津液。"十二经脉,三百六十五络,其血气皆上于面而走空窍,……其气之津液,皆上熏于面"。当血液不足时,可导致津液的病变。如血液瘀结,津液无以渗于脉外,以濡养皮肤肌肉,则肌肤干燥粗糙甚至甲错。失血过多时,脉外之津液渗入脉中以补偿血容量的不足,因之而导致脉外的津液不足,出现口渴、尿少、皮肤干燥等表现。所以,中医有"夺血者无汗","衄家不可发汗","亡血者,不可发汗"之说。

(2)津液对血的作用

津液和血液同源于水谷精微,被输布于肌肉、腠理等处的津液,不断地渗入孙络,成为血液的组成成分。所以,有"津血同源"之说。汗为津液所化,汗出过多则耗津,津耗则血少,故又有"血汗同源"之说。如果津液大量损耗,不仅渗入脉内之津液不足,甚至脉内之津液还要渗出于脉外,形成血脉空虚、津枯血燥的病变。所以,对于多汗夺津或精液大量丢失的患者,不可用破血逐瘀之峻剂,故《灵枢·营卫生会》有"夺汗者无血"之说。

血与津液均是周流于全身的液态物质,不仅同源于水谷精微,而且在运行输布过

程中相辅相成,互相交会,津可入血,血可成津,"水中有血,血中有水","水与血原并行而不悖",共同发挥其滋养、濡润作用。在病理上血与津液又相互影响,"孙络水(今改外)溢,则经有留血"。"经为血,血不利则为水,名曰血分"。血能病水,水能病血。水肿可导致血瘀,血瘀亦可导致水肿,这是临证屡见不鲜的。瘀血也可是水肿形成后的病理产物,而水肿则往往有瘀血见证。"汗出过多则伤血,下后亡津液则伤血,热结膀胱则下血,是水病而累血也"。

"吐血咳血,必兼痰饮,血虚则精竭水结,痰凝不散,失血家往往水肿,瘀血化水,亦发水肿,是血病而兼水也"。例如心咳、肺咳,往往可以继发水肿。另外,血、水还可以同时发病,例如妇女经闭水肿、外伤瘀血水肿等。由于血液与津液在病理上常互相影响而并存,故在治疗上应注意水病治血、血病治水、水血兼顾等。

1.4 经络

经络学说是研究人体经络系统的组成、循行分布、生理功能、病理变化,以及与脏腑、气血等相互关系的中医学理论,是中医学理论体系的重要组成部分,也是针灸及推拿学的理论核心。

经络学说是在阴阳五行学说指导下形成的,与脏象、气血津液等学说互为补充,独到而深刻地阐明了人体生理活动和病理变化规律,对临床诊断疾病、拟定治则、处方遣药,特别是针灸、推拿以及气功等,具有重要的指导作用。故有"学医不知经络,开口动手便错"之说。

1.4.1 经络的概念

经络,是经和络的总称。经,又称经脉,有路径之意。经脉贯通上下,沟通内外,是经络系统中纵行的主干。故曰:"经者,径也。"经脉大多循行于人体的深部,且有一定的循行部位。络,又称络脉,有网络之意。络脉是经脉别出的分支,较经脉细小。故曰:"支而横出者为络。"络脉纵横交错,网络全身,无处不至。

经络相贯,遍布全身,形成一个纵横交错的联络网,通过有规律的循行和复杂的联络交会,组成了经络系统,把人体五脏六腑、肢体官窍及皮肉筋骨等组织紧密地联结成统一的有机整体,从而保证了人体生命活动的正常进行。所以说,经络是运行气血,联络脏腑肢节,沟通内外上下,调节人体功能的一种特殊的通路系统。

1.4.2 经络系统

经络系统是由经脉、络脉及其连属部分构成的。经脉和络脉是它的主体。

1.4.2.1 经脉系统

（1）十二经脉

正经：正经有十二，即手三阴经、足三阴经、手三阳经、足三阳经，共四组，每组三条经脉，合称十二经脉。

十二经别：十二经别是十二经脉别出的正经，它们分别起于四肢，循行于体内，联系脏腑，上出颈项浅部。阳经的经别从本经别出而循行体内，上达头面后，仍回到本经；阴经的经别从本经别出而循行体内，上达头面后，与相为表里的阳经相合。为此，十二经别不仅可以加强十二经脉中相为表里的两经之间的联系，而且因其联系了某些正经未循行到的器官与形体部位，从而补充了正经之不足。

十二经筋：十二经筋是十二经脉之气"结、聚、散、络"于筋肉、关节的体系，是十二经脉的附属部分，是十二经脉循行部位上分布于筋肉系统的总称，它有联缀百骸，维络周身，主司关节运动的作用。

十二皮部：十二皮部是十二经脉在体表一定部位上的反应区。全身的皮肤是十二经脉的功能活动反映于体表的部位，所以把全身皮肤分为十二个部分，分属于十二经，称为"十二皮部"。

（2）奇经

奇经有八，即督脉、任脉、带脉、阴骄脉、阳骄脉、阴维脉、阳维脉，合称奇经八脉。奇经八脉有统率、联络和调节全身气血盛衰的作用。

1.4.2.2 络脉系统

络脉有别络、孙络、浮络之分。

十五别络：别络有本经别走邻经之意，共有十五支，包括十二经脉在四肢各分出的络，躯干部的任脉络、督脉络及脾之大络。十五别络的功能是加强表里阴阳两经的联系与调节作用。

孙络：孙络是络脉中最细小的分支。

浮络：浮络是浮行于浅表部位而常浮现的络脉。

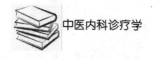

1.4.3 十二经脉

1.4.3.1 十二经脉的名称

(1)命名原则

内为阴,外为阳:阴阳理论贯穿于整个中医理论,经络系统亦以阴、阳来命名。其分布于肢体内侧面的经脉为阴经,分布于肢体外侧面的经脉为阳经。一阴一阳衍化为三阴三阳,相互之间具有相对应的表里相合关系,即肢体内侧面的前、中、后,分别称为太阴、厥阴、少阴;肢体外侧面的前、中、后分别称为阳明、少阳、太阳。

脏为阴,腑为阳:内脏"藏精气而不泻"者为脏,为阴,"传化物而不藏"者称腑,为阳。每一阴经分别隶属于一脏,每一阳经分别隶属于一腑,各经都以脏腑命名。

上为手,下为足:分布于上肢的经脉,在经脉名称之前冠以"手"字,分布于下肢的经脉,在经脉名称之前冠以"足"字。

(2)具体名称

十二经脉根据各经所联系的脏腑的阴阳属性以及在肢体循行部位的不同;具体分为手三阴经;手三阳经、足三阴经、足三阳经四组。"

十二经脉的名称是:手太阴肺经、手厥阴心包经、手少阴心经、手阳明大肠经、手少阳三焦经、手太阳小肠经、足太阴脾经、足厥阴肝经、足少阴肾经、足阳明胃经、足少阳胆经、足太阳膀胱经。循行分布于上肢的称手经,循行分布于下肢的称足经。分布于四肢内侧的(上肢是指屈侧)称为阴经,属脏;分布于四肢外侧(上肢是指伸侧)的称阳经,属腑。

1.4.3.2 十二经脉的走向和交接规律

(1)十二经脉的走向规律

手三阴经循行的起点是从胸部始,经臑(上臂内侧肌肉)臂走向手指端;手三阳经从手指端循臂指(经穴名)而上行于头面部;足三阳经,从头面部下行,经躯干和下肢而止于足趾间;足三阴经,从足趾间上行而止于胸腹部。"手之三阴,从胸走手;手之三阳,从手走头;足之三阳,从头走足;足之三阴,从足走腹。"这是对十二经脉走向规律的高度概括。

(2)十二经脉的交接规律

阴经与阳经交接:即阻经与阳经在四肢部衔接。如手太阴肺经在食指端与手阳明大肠经相交接;手少阴心经在小指与手太阳小肠经相交接;手厥阴心包经由掌中至无名指端与手少阳三焦经相交接;足阳明胃经从跗(即足背部)上至大趾与足太阴脾经相交接;足太阳膀胱经从足小趾斜走足心与足少阴肾经相交接;足少阳胆经从跗上分出,至大趾与足厥阴肝经相交接。

阳经与阳经交接:即同名的手足三阳经在头面相交接。如手足阳明经都通于鼻,手足太阳经皆通于目内眦,手足少阳经皆通于目外眦。

阴经与阴经交接:即阴经在胸腹相交接。如足太阴经与手少阴经交接于心中,足少阴经与手厥阴经交接于胸中,足厥阴经与手太阴经交接于肺中等。

走向与交接规律之间亦有密切联系,两者结合起来,则是:手三阴经,从胸走手,交手三阳经;手三阳经,从手走头,交足三阳经;足三阳经,从头走足,交足三阴经;足三阴经,从足走腹(胸),交手三阴经,构成一个"阴阳相贯,如环无端"的循行径路,这就是十二经脉的走向和交接规律。

总之,十二经的循行,凡属六脏(五脏加心包)的经脉称为"阴经",多循行于四肢内侧及胸腹。上肢内侧者为手三阴经,由胸走手;下肢内侧者为足三阴经,由足走腹(胸)。凡属六腑的经脉称为"阳经",多循行于四肢外侧及头面、躯干。上肢外侧者为手三阳经,由手走头;下肢外侧者为足三阳经,由头走足,阳经行于外侧,阴经行于内侧。

1.4.3.3 十二经脉的分布和表里关系

(1)十二经脉的分布规律

十二经脉在体表的分布是有一定规律的。具体从以下三方面叙述。

头面部:手三阳经止于头面,足三阳经起于头面,手三阳经与足三阳经在头面部交接,所以说:"头为诸阳之会"。

十二经脉在头面部分布的特点是:手足阳明经分布于面额部;手太阳经分布于面颊部;手足少阳经分布于耳颞部;足太阳经分布于头顶、枕项部。另外,足厥阴经也循行至顶部。

十二经脉在头面部的分布规律是:阳明在前,少阳在侧,太阳在后。

躯干部:十二经脉在躯干部分布的一般规律是:足三阴与足阳明经分布在胸、腹部(前),手三阳与足太阳经分布在肩胛、背、腰部(后),手三阴、足少阳与足厥阴经分布在腋、胁、侧腹部(侧)。

在小腿下半部和足背部,肝经在前,脾经在中线。至内踝八寸处交叉之后,脾经在前,肝经在中线。

(2)十二经脉的表里关系

手足三阴、三阳十二经脉,通过经别和别络相互沟通,组成六对,"表里相合"关

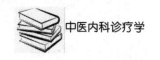

系,即"足太阳与少阴为表里,少阳与厥阴为表里,阳明与太阴为表里,是足之阴阳也。手太阳与少阴为表里,少阳与心主(手厥阴心包经)为表里,阳明与太阴为表里,是手之阴阳也。"

相为表里的两经,分别循行于四肢内外侧的相对位置,并在四肢末端交接;又分别络属于相为表里的脏腑,从而构成了脏腑阴阳表里相合关系。十二经脉的表里关系,不仅由于相互表里的两经的衔接而加强了联系,而且由于相互络属于同一脏腑,因而使互为表里的一脏一腑在生理功能上互相配合,在病理上可相互影响。在治疗上,相互表里的两经的腧穴经常交叉。

1.4.3.4 十二经脉的流注次序

流注,是人身气血流动不息,向各处灌注的意思。经络是人体气血运行的通道,而十二经脉则为气血运行的主要通道。气血在十二经脉内流动不息,循环灌注,分布于全身内外上下,构成了十二经脉的气血流注,又名十二经脉的流注。其流注次序为:从手太阴肺经开始,依次流至足厥阴肝经,再流至手太阴肺经。这样就构成了一个"阴阳相贯,如环无端"的十二经脉整体循行系统。

1.4.3.5 十二经脉的循行

(1)手太阴肺经

①循行部位:手太阴肺经起于中脘部,下行至脐(水分穴)附近络于大肠,复返向上沿着胃的上口,穿过横膈膜,直属于肺,上至气管、喉咙,沿锁骨横行至腋下(中府、云门二穴),沿着上肢内侧前缘下行,至肘中,沿前臂内侧桡骨边缘进入寸口,经大鱼际部,至拇指桡侧尖端(少商穴)。

②分支:从腕后(列缺穴)分出,前行至食指桡侧尖端(商阳穴),与手阳明大肠经相接。

③联系脏腑:属肺,络大肠,通过横膈,并与胃和肾等有联系。

(2)手阳明大肠经

①循行部位:手阳明大肠经起于食指桡侧尖端(商阳穴),沿食指桡侧上行,经过合谷(第一、二掌骨之间)进入两筋(拇长伸肌腱和拇短伸肌腱)之间,沿上肢外侧前缘,上行至肩前,经肩髃穴(肩端都),过肩后,至项后督脉的大椎穴(第七颈椎棘突下),前行内入足阳明经的缺盆穴(锁骨上窝),络于肺,下行通过横膈,属于大肠。

②分支:从缺盆上行,经颈旁(天鼎、扶突)至面颊,入下齿龈中,复返出来夹口角,通过足阳明胃经地仓穴,绕至上唇鼻中央督脉的水沟穴(人中),左脉右行,右脉左行,

分别至鼻孔两旁(迎香穴),与足阳明胃经相接。

③联系脏腑:属大肠,络肺,并与胃经有直接联系。

(3)足阳明胃经

①循行部位:足阳明胃经起于鼻翼两侧(迎香穴),上行至鼻根部,旁行人跟内角会足太阳膀胱经(睛明穴),向下沿鼻的外侧(承泣、四白),进入上齿龈内,复出绕过口角左右相交于颏唇沟(承浆穴),再向后沿着下颌出大迎穴,沿下颌角(颊车穴),上行耳前,经颧弓上行,沿着前发际,到达前额(会神庭穴)。

②分支:面部分支:从大迎穴前方下行到人迎穴,沿喉咙旁进入缺盆,向下通过横膈,属于胃(会任脉的上脘、中脘),络于脾。

缺盆部直行脉:从缺盆下行,沿乳中线下行,夹脐两旁(沿中线旁开二寸),至鼠蹊部的气冲(又名气街)穴。

胃下口分支:从胃下口幽门处附近分出,沿腹腔深层,下行至气街穴,与来自缺盆的直行脉会合于气冲(气街穴)。再由此斜向下行到大腿前侧(髀关穴);沿下肢外侧前缘,经过膝盖,沿胫骨外侧前缘下行至足背,进入第二足趾外侧(厉兑穴)。

胫部分支:从膝下三寸足三里穴分出,下行至第三足趾外侧端。

足背分支:从足背(冲阳穴)分出,进入足大趾内侧(隐白穴),与足太阴脾经相接。

③联系脏腑:属胃,络脾,并与心和小肠有直接联系。

(4)足太阴脾经

①循行部位:足太阴脾经起于足大趾内侧端(隐白穴),沿足内侧赤白肉际上行,经内踝前面(商丘穴),上小腿内侧,沿胫骨后缘上行,至内踝上八寸处(漏谷穴)走出足厥阴肝经前面,经膝股内侧前缘至冲门穴,进入腹部,属脾络胃,向上通过横膈,夹食管旁(络大包,会中府),连于舌根,散于舌下。

②分支:从胃部分出,向上通过横膈,于任脉的膻中穴处注入心中,与手少阴心经相接。

③联系脏腑:属脾,络胃,与心、肺等有直接联系。

(5)手少阴心经

①循行部位:手少阴心经起于心中,出来属于"心系"(心系指心脏与其他脏器相联系的脉络),向下通过横膈至任脉的下脘穴附近,络小肠。

②分支:心系向上的分支:从心系上行,夹咽喉,经颈、颜面深部联系于"目系"(目系,又名眼系、目本,是眼球内连于脑的脉络)。

心系直行的分支:复从心系,上行于肺部,再向下出于腋窝下(极泉穴),沿上臂内

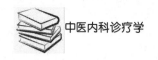

侧后缘,行于手太阴、手厥阴经之后,下向肘内(少海穴),沿前臂内侧后缘至腕部尺侧(神门穴),进入掌内后缘(少府穴),沿小指的桡侧出于末端(少冲穴),交于手太阳小肠经。

③联系脏腑:属心,络小肠,与肺、脾、肝、肾有联系。

(6)手太阳小肠经

①循行部位:手太阳小肠经起于小指尺侧端(少泽穴),沿手掌尺侧,直上过腕部外侧(阳谷穴),沿前臂外侧后缘上行,经尺骨鹰嘴与肱骨内上髁之间(小海穴),沿上臂外侧后缘,出于肩关节后面(肩贞穴),绕行于肩胛冈上窝(肩中俞)以后,交会于督脉之大椎穴,从大椎向前经足阳明经的缺盆,进入胸部深层,下行至任脉的膻中穴处,络于心,再沿食道通过横膈,到达胃部,直属小肠。

②分支:缺盆分支:从缺盆沿着颈部向上至面颊部(颧髎穴),上至外眼角,折入耳中(听宫穴)。

颊部分支:从颊部,斜向目眶下缘,直达鼻根进入内眼角(睛明穴),与足太阳膀胱经相接。

③联系脏腑:属小肠,络心,与胃有联系。

(7)足太阳膀胱经

①循行部位:足太阳膀胱经起于内眼角(睛明穴),上过额部,直至巅顶交会于督脉的百会穴。

②分支:巅顶部的分支:从巅顶(百会穴)分出至耳上角。

巅顶向后直行分支:从巅顶下行(至脑户穴)入颅内络脑,复返出来下行项后(天柱穴)。

下分为两支:其一,沿肩胛内侧(大杼穴始),夹脊旁,沿背中线旁一寸五分,下行至腰部,进入脊旁筋肉,络于肾,下属膀胱,再从腰中分出下行,夹脊旁,通于臀部,经大腿后面,进入腘窝中。其二,从肩胛内侧分别下行,通过肩胛,沿背中线旁三寸下行,过臀部,经过髋关节部(环跳穴),沿大腿外侧后边下行,会合于腘窝中,向下通过腓肠肌,经外踝后面(昆仑穴),在足跟部折向前,经足背外侧至足小趾外侧端(至阴穴),与足少阴肾经相接。

③联系脏腑:属膀胱,络肾,与心、脑有联系。

(8)足少阴肾经

①循行部位:足少阴肾经起于足小趾端,斜向于足心(涌泉穴),出于舟骨粗隆下(然骨穴),经内踝后进入足跟,再向上沿小腿内侧后缘上行,出腘窝内侧,直至大腿内

侧后缘,入脊内,穿过脊柱,属肾,络膀胱。

②分支:腰部的直行分支:从肾上行,通过肝脏,上经横膈,进入肺中,沿喉咙,上至舌根两侧。

肺部的分支:从肺中分出,络于心,流注于胸中(膻中穴),与手厥阴心包经相接。

③联系脏腑:属肾,络膀胱,与肝、肺、心有直接联系。

(9)手厥阴心

①循行部位:手厥阴心包经起于胸中,出属于心包络,通过横膈,依次循序下行,通过胸部、上腹、下腹,联络三焦。

②分支:胸部分支:从胸中出于胁部,经腋下三寸处(天池穴),上行至腋窝,沿上肢内侧,于手太阴、手少阴之间,直至肘中,下向前臂,走两筋(桡侧腕屈肌腱与掌长肌腱)之间,过腕部,入掌心(劳宫穴),到达中指桡侧末端(中冲穴)。

掌中分支:从掌中(劳宫穴)分出,沿着无名指尺侧至指端(关冲穴),与手少阳三焦经相接。

③联系脏腑:属心包,络三焦。

(10)手少阳三焦经

①循行部位:手少阳三焦经起于无名指尺侧端(关冲穴),沿无名指尺侧缘,上过手背,出于前臂伸侧两骨(尺骨、桡骨)之间,直上穿过肘部,沿上臂外侧,上行至肩部,交出足少阳经的后面,进入缺盆,于任脉的膻中穴处散络于心包,向下通过横膈广泛遍属三焦。

②分支:胸中分支:从膻中穴分出,向上走出缺盆,至项后与督脉的大椎穴交会,上走至项部,沿耳后(翳风穴)上行至耳上方,再屈曲向下走向面颊部,至眼眶下(颧髎穴)。

耳部分支:从耳后(翳风穴)分出,进入耳中,出走耳前(过听宫、耳门等穴),经过上关穴前,在面颊部与前一分支相交。上行至眼外角,与足少阳胆经相接。

③联系脏腑:属三焦,络心包。

(11)足少阳胆经

①循行部位:足少阳胆经起于眼外角(瞳子髎穴),向上到达额角部,下行至耳后(完骨穴),外折向上行,经额部至眉上(阳白穴),复返向耳后(风池穴),再沿颈部侧面行于少阳三焦经之前,至肩上退后,交出于少阳三焦经之后,行入缺盆部。

②分支:耳部分支:从耳后(完骨穴)分出,经手少阳的翳风穴进入耳中,过手太阳经的听宫穴,出走耳前,至眼外角的后方。

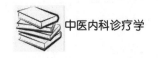

眼外角分支:从眼外角分出,下行至下颌部足阳明经的大迎穴附近,与手少阳经分布于面颊部的支脉相合,其经脉向下覆盖于颊车穴部,下行颈部,与前脉会合于缺盆后,下入胸中,穿过横膈,络肝,属胆,沿胁里浅出气街(腹股沟动脉处),绕阴部毛际,横向进入髋关节部(环跳穴)。

缺盆部直行分支:从缺盆分出,向下至腋窝,沿胸侧部,经过季胁,下行至髋关节部(环跳穴)与前脉会合,再向下沿大腿外侧,出膝关节外侧,行于腓骨前面,直下至腓骨下段,浅出外踝之前,沿足背外侧进入第四足趾外侧端(足窍阴穴)。

足背分支:从足背(临泣穴)分出,沿第一、第二趾骨间,出趾端,回转来通过爪甲,出于趾背毫毛部,接足厥阴肝经。

③联系脏腑:属胆,络肝,与心有联系。

(12)足厥阴肝经

①循行部位:足厥阴肝经起于足大趾爪甲后丛毛处(大敦穴),沿足背内侧向上,经过内踝前一寸处(中封穴),上行小腿内侧(经过足太阴脾经的三阴交),至内踝上八寸处交出于足太阴脾经的后面,至膝胭内侧(曲泉穴)沿大腿内侧中线,进入阴毛中,环绕过生殖器,至小腹,夹胃两旁,属肝,络胆,向上通过横膈,分布于胁肋部,沿喉咙之后,向上进入鼻咽部,连接目系(眼球后的脉络联系),上经前额到达巅顶与督脉交会。

②分支:目系分支:从目系走向面颊的深层,下行环绕口唇之内。

肝部分支:从肝分出,穿过横膈,向上流注于肺(交于手太阴肺经)。

③联系脏腑:属肝,络胆,与肺、胃、肾、脑有联系。

1.4.4　奇经八脉

1.4.4.1　奇经八脉的概念和生理特点

(1)奇经八脉的概念

奇经八脉是指十二经脉之外的八条经脉,包括任脉、督脉、冲脉、带脉、阴跷脉、阳跷脉、阴维脉、阳维脉。奇者,异也。因其异于十二正经,故称"奇经"。它们既不直属脏腑,又无表里配合。其生理功能,主要是对十二经脉的气血运行起着溢蓄、调节作用。

(2)奇经八脉的生理特点

①奇经八脉与脏腑无直接络属关系。

②奇经八脉之间无表里配合关系。

③奇经八脉的分布不像十二经脉分布遍及全身,人体的上肢无奇经八脉的分布。

④其走向也与十二经脉不同,除带脉外,余者皆由下而上地循行。

(3)奇经八脉的共同生理功能

①进一步加强十二经脉之间的联系:如督脉能总督一身之阳经;任脉联系总任一身之阴经;带脉约束纵行诸脉。二骄脉主宰一身左右的阴阳;二维脉维络一身表里的阴阳。即奇经八脉进一步加强了机体各部分的联系。

②调节十二经脉的气血:十二经脉气有余时,则蓄藏于奇经八脉;十二经脉气血不足时,则由奇经"溢出"及时给予补充。

③奇经八脉与肝、肾等脏及女子胞、脑、髓等奇恒之府有十分密切的关系,相互之间在生理、病理上均有一定的联系。

1.4.4.2　奇经八脉的循行及其生理功能

(1)督脉的循行及其生理功能

①循行部位:督脉起于小腹内,下出会阴,向后至尾骶部的长强穴,沿脊柱上行,经项部至风府穴,进入脑内,属脑,沿头部正中线,上至巅顶的百会穴,经前额下行鼻柱至鼻尖的素髎穴,过人中,至上齿正中的龈交穴。

②分支:第一支,与冲、任二脉同起于胞中,出于会阴部,在尾骨端与足少阴肾经、足太阳膀胱经的脉气会合,贯脊,属肾。第二支,从小腹直上贯脐,向上贯心,至咽喉与冲、任二脉相会合,到下颌部,环绕口唇,至两目下中央。第三支,与足太阳膀胱经同起于眼内角,上行至前额,于巅顶交会,入络于脑,再别出下项,沿肩胛骨内,脊柱两旁,到达腰中,进入脊柱两侧的肌肉,与肾脏相联络。

③生理功能:调节阳经气血,为"阳脉之海":督脉循身之背,背为阳,说明督脉对全身阳经脉气具有统率、督促的作用。另外,六条阳经都与督脉交会于大椎穴,督脉对阳经有调节作用,故有"总督一身阳经"之说。

反映脑、肾及脊髓的功能:督脉属脑,络肾。肾生髓,脑为髓海。督脉与脑、肾、脊髓的关系十分密切。

主生殖功能:督脉络肾,与肾气相通,肾主生殖,故督脉与生殖功能有关。

(2)任脉的循行及其生理功能

①循行部位:任脉起于胞中,下出于会阴,经阴阜,沿腹部正中线上行,经咽喉部(天突穴),到达下唇内,左右分行,环绕口唇,交会于督脉之龈交穴,再分别通过鼻翼两旁,上至眼眶下(承泣穴),交于足阳明经。

②分支:由胞中贯脊,向上循行于背部。

③生理功能:调节阴经气血,为"阴脉之海":任脉循行于腹部正中,腹为阴,说明

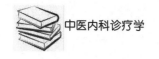

任脉对一身阴经脉气具有总揽、总任的作用。另外,足三阴经在小腹与任脉相交,手三阴经借足三阴经与任脉相通,因此任脉对阴经气血有调节作用,故有"总任诸阴"之说。

调节月经,妊养胎儿:任脉起于胞中,具有调节月经,促进女子生殖功能的作用,故有"任主胞胎"之说。

(3)冲脉的循行及其生理功能

①循行部位:起于胞宫,下出于会阴,并在此分为二支。上行支:其前行者(冲脉循行的主干部分)沿腹前壁挟脐(脐旁五分)上行,与足少阴经相并,散布于胸中,再向上行,经咽喉,环绕口唇;其后行者沿腹腔后壁,上行于脊柱内。下行支:出会阴下行,沿股内侧下行到大趾间。

②生理功能:调节十二经气血:冲脉上至于头,下至于足,贯串全身,为总领诸经气血的要冲。当经络脏腑气血有余时,冲脉能加以涵蓄和贮存;经络脏腑气血不足时,冲脉能给予灌注和补充,以维持人体各组织器官正常生理活动的需要。故有"十二经脉之海""五脏六腑之海"和"血海"之称。

③主生殖功能:冲脉起于胞宫,又称"血室""血海"。冲脉有调节月经的作用。冲脉与生殖功能关系密切,女性"太冲脉盛,月事以时下,故有子。""太冲脉衰少,天癸竭地道不通。"这里所说的"太冲脉",即指冲脉而言。另外,男子或先天冲脉未充,或后天冲脉受伤,均可导致生殖功能衰退。

调节气机升降:冲脉在循行中并于足少阴,隶属于阳明,又通于厥阴,及于太阳。冲脉有调节某些脏腑(主要是肝、肾和胃)气机升降的功能。

(4)带脉的循行及其生理功能

①循行部位:带脉起于季胁,斜向下行,交会于足少阳胆经的带脉穴,绕身一周,并于带脉穴处再向前下方沿髋骨上缘斜行到少腹。

②生理功能:约束纵行的各条经脉,司妇女的带下。

(5)阴跷脉的循行及其生理功能

①循行部位:阴跷脉起于足跟内侧足少阴经的照海穴,通过内踝上行,沿大腿的内侧进入前阴部,沿躯干腹面上行,至胸部入于缺盆,上行于喉结旁足阳明经的入迎穴之前,到达鼻旁,连属眼内角,与足太阳、阳跷脉会合而上行。

②生理功能:控制眼睛的开合和肌肉的运动。

(6)阳跷脉的循行及其生理功能

①循行部位:阳跷脉起于足跟外侧足太阳经的申脉穴,沿外踝后上行,经下肢外侧

后缘上行至腹部。沿胸部后外侧,经肩部、颈外侧,上挟口角,到达眼内角。与足太阳经和阴跷脉会合,再沿足太阳经上行与足少阳经会合于项后的风池穴。

②生理功能:控制眼睛的开合和肌肉运动。

(7)阴维脉的循行及其生理功能

①循行部位:阴维脉起于足内踝上五寸足少阴经的筑宾穴,沿下肢内侧后缘上行,至腹部,与足太阴脾经同行到胁部,与足厥阴肝经相合,再上行交于任脉的天突穴,止于咽喉部的廉泉穴。

②生理功能:维脉的"维"字,有维系、维络的意思。阴维具有维系阴经的作用。

(8)阳维脉的循行及其生理功能

①循行部位:阳维脉起于足太阳的金门穴,过外踝,向上与足少阳经并行,沿下肢外侧后缘上行,经躯干部后外侧,从腋后上肩,经颈部、耳后,前行到额部,分布于头侧及项后,与督脉会合。

②生理功能:维系阳经。

1.4.5　经络的生理功能

经络纵横交贯,遍布全身,将人体内外、脏腑、肢节、官窍联结成为一个有机的整体,在人体的生命活动中,具有十分重要的生理功能。构成经络系统和维持经络功能活动的最基本物质,称之为经气,经气运行于经脉之中,故又称脉气。经气是人体真气的一部分,为一种生命物质,在其运行、输布过程中,表现为经脉的运动功能和整体的生命机能。气无形而血有质,气为阳,血为阴,一阴一阳,两相维系,气非血不和,血非气不运。所以人之一身皆气血之所循行。运行于经脉之气,实际上包括了气以及由气化生的血、精、津液等所有生命所必需的营养物质,概言之为气血而已。故称经脉是运行气血的通路。

《灵枢·经脉》曾经指出:"经脉者,所以决死生,处百病,调虚实,不可不通。这里概括说明了经络系统在生理、病理和防治疾病方面的重要性,又可理解为经络系统有以下几方面的功能。

1.4.5.1　联系作用

人体是由五脏六腑、四肢百骸、五官九窍、皮肉脉筋骨等组成的,它们虽各有不同的生理功能,但又共同进行着有机的整体活动,使机体内外、上下保持协调统一,构成一个有机的整体。这种有机配合,相互联系,主要是依靠经络的沟通、联络作用实现的。由于十二经脉及其分支的纵横交错,人里出表,通上达下,相互络属于脏腑,奇经

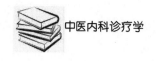

八脉联系沟通十二正经,十二经筋、十二皮部联络筋脉皮肉,从而使人体的各个脏腑组织器官有机地联系起来,构成了一个表里、上下彼此之间紧密联系、协调共济的统一体。所以说:夫十二经脉者,内属于脏腑,外络于肢节"。

1.4.5.2 感应作用

经络不仅有运行气血营养物质的功能,而且还有传导信息的作用。所以,经络也是人体各组成部分之间的信息传导网。当肌表受到某种刺激时,刺激量就沿着经脉传于体内有关脏腑,使该脏腑的功能发生变化,从而达到疏通气血和调整脏腑功能的目的。脏腑功能活动的变化也可通过经络而反映于体表。经络循行四通八达而至机体每一个局部,从而使每一局部成为整体的缩影。针刺中的"得气"和"行气"现象,就是经络传导感应作用的表现。

1.4.5.3 濡养作用

人体各个组织器官,均需气血濡养,才能维持正常的生理活动。而气血通过经络循环贯注而通达全身,发挥其营养脏腑组织器官、抗御外邪保卫机体的作用。所以说:"经脉者,所以行血气而营阴阳,濡筋骨,利关节者也"。

1.4.5.4 调节作用

经络能运行气血和协调阴阳,使人体机能活动保持相对的平衡。当人体发生疾病时,出现气血不和及阴阳偏胜偏衰的证候,可运用针灸等治法以激发经络的调节作用,以"泻其有余,补其不足,阴阳平复"。实验证明,针刺有关经络的穴位,对各脏腑有调节作用,即原来亢进的可使之抑制,原来抑制的可使之兴奋。

1.4.6 经络学说的应用

1.4.6.1 阐释病理变化

在正常生理情况下,经络有运行气血,感应传导的作用。所以在发生病变时,经络就可能成为传递病邪和反映病变的途径。"邪客于皮则腠理开,开则入客于络脉,络脉满则注于经脉,经脉满则入舍于脏腑也"。经络是外邪从皮毛腠理内传于五脏六腑的传变途径。由于脏腑之间有经脉沟通联系,所以经络还可成为脏腑之间病变相互影响的途径。如足厥阴肝经挟胃、注肺中,所以肝病可犯胃、犯肺;足少阴肾经入肺、络心,所以肾虚水泛可凌心、射肺。至于相为表里的两经,更因络属于相同的脏腑,因而使相为表里的一脏一腑在病理上常相互影响,如心火可下移小肠,大肠实热,腑气不通,可使肺气不利而喘咳胸满等等。

经络不仅是外邪由表入里和脏腑之间病变相互影响的途径。通过经络的传导，内脏的病变可以反映于外，表现于某些特定的部位或与其相应的官窍。如肝气郁结常见两胁、少腹胀痛，这就是因为足厥阴肝经抵小腹、布胁肋；真心痛，不仅表现为心前区疼痛，且常引及上肢内侧尺侧缘，这是因为手少阴心经行于上肢内侧后缘。其他如胃火炽盛见牙龈肿痛，肝火上炎见目赤等等。

1.4.6.2　指导疾病的诊断

由于经络有一定的循行部位和络属的脏腑，它可以反映所属经络脏腑的病证，因而在临床上，就可根据疾病所出现的症状，结合经络循行的部位及所联系的脏腑，作为诊断疾病的依据。例如：两胁疼痛，多为肝胆疾病；缺盆中痛，常是肺的病变。又如头痛一证，痛在前额者，多与阳明经有关；痛在两侧者，多与少阳经有关；痛在后头部及项部者，多与太阳经有关；痛在巅顶者，多与厥阴经有关。《伤寒论》的六经辨证，也是在经络学说基础上发展起来的辨证体系。在临床实践中，还发现在经络循行的通路上，或在经气聚集的某些穴位处，有明显的压痛或有结节状、条索状的反应物，或局部皮肤的形态变化，也常有助于疾病的诊断。如肺脏有病时可在肺俞穴出现结节或中府穴有压痛，肠痈可在阑尾穴有压痛，长期消化不良的病人可在脾俞穴见到异常变化等等。"察其所痛，左右上下，知其寒温，何经所在"，就指出了经络对于指导临床诊断的意义和作用。

1.4.6.3　指导疾病的治疗

经络学说被广泛地用以指导临床各科的治疗。特别是对针灸、按摩和药物治疗，更具有重要指导意义。

针灸与按摩疗法，主要是根据某一经或某一脏腑的病变，而在病变的邻近部位或循行的远隔部位上取穴，通过针灸或按摩，以调整经络气血的功能活动，从而达到治疗的目的。而穴位的选取，就必须按经络学说进行辨证，断定疾病属于何经后，根据经络的循行分布路线和联系范围来选穴，这就是"循经取穴"。

药物治疗也要以经络为渠道，通过经络的传导转输，才能使药到病所，发挥其治疗作用。在长期临床实践的基础上，根据某些药物对某一脏腑经络有特殊作用，确定了"药物归经"理论：金元时期的医家，发展了这方面的理论，张洁古、李杲按照经络学说，提出"引经报使"药，如治头痛，属太阳经的可用羌活，属阳明经的可用白芷，属少阳经的可用柴胡。羌活、白芷、柴胡，不仅分别归手足太阳、阳明、少阳经，且能引他药归入上述各经而发挥治疗作用。

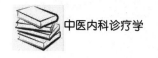

此外,当前被广泛用于临床的针刺麻醉,以及耳针/电针、穴位埋线、穴位结扎等等治疗方法,都是在经络学说的指导下进行的,并使经络学说得到一定的发展。

经络系统遍布全身,气、血、津液主要靠经络为其运行途径,才能输布人体各部,发挥其濡养、温煦作用。脏腑之间,脏腑与人体各部分之间,也是通过经络维持其密切联系,使其各自发挥正常的功能。所以经络的生理功能,主要表现在沟通内外,联络上下,将人体各部组织器官联结成为一个有机的整体,通过经络的调节作用,保持着人体正常生理活动的平衡协调。经络又能将气血津液等维持生命活动的必要物质运送到全身,使机体获得充足的营养,从而进行正常的生命活动。此外,经络又是人体的信息传导网,它能够接受和输出各种信息。

2 中医内科疾病

外感病证的主要证候有邪在肺卫、湿邪困脾、肠道湿热、邪在少阳以及肺热证、胆热证、胃热证、腑实证、膀胱热证等。这些证候的共同特征是具有季节性、发病急、病程短，均不外是由于外邪袭表、外邪入里和外邪留恋引起相应脏腑功能失常所致的证候。但不同外感病证因其病邪性质不同，脏腑受损有异，它们的证候特征也各有区别。

2.1 外感病证

2.1.1 感冒

感冒是感受触冒风邪或时行病毒，引起肺卫功能失调，出现鼻塞，流涕，喷嚏，头痛，恶寒，发热，全身不适等主要临床表现的一种外感疾病。感冒又有伤风、冒风、伤寒、冒寒、重伤风等名称。

感冒为常见多发病，其发病之广，个体重复发病率之高，是其他任何疾病都无法与之相比的。一年四季均可发病，以冬春季为多。轻型感冒虽可不药而愈，重症感冒却能影响工作和生活，甚至可危及小儿、老年体弱者的生命，尤其是时行感冒暴发时，迅速流行，感染者众多，症状严重，甚至导致死亡，造成严重后果。而且，感冒也是咳嗽、心悸、水肿、痹病等多种疾病发生和加重的因素。故感冒不是小病，须积极防治。中医药对普通感冒和时行感冒均有良好疗效，对已有流行趋势或流行可能的地区、单位，选用相应中药进行预防和治疗，可以收到显著的效果。

早在《内经》已经认识到感冒主要是外感风邪所致。《素问·骨空论》说："风从外入，令人振寒，汗出，头痛，身重，恶寒。"汉《伤寒论》已经论述了寒邪所致感冒的证治，所列桂枝汤、麻黄汤为感冒风寒轻重两类证候的治疗作了示范。隋《诸病源候论·风热候》指出；"风热之气，先从皮毛入于肺也……其状使人恶风寒战，目欲脱，涕唾出……有青黄脓涕"，已经认识到风热病邪可引起感冒并较准确地描述其临床证候。

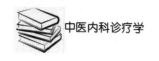

《诸病源候论》所指的"时气病"之类,应包含有"时行感冒"。至于感冒之病名,则首见于北宋《仁斋直指方·诸风》篇,兹后历代医家沿用此名,并将感冒与伤风互称。元《丹溪心法·伤风》明确指出本病病位在肺,治疗"宜辛温或辛凉之剂散之"。明《万病回春·伤寒附伤风》说:"四时感冒风寒者宜解表也"。清代不少医家已认识到本病与感受时行病毒有关,《类证治裁·伤风》就有"时行感冒"之名。《证治汇补·伤风》等对虚人感冒有了进一步认识,提出扶正祛邪的治疗原则。

感冒有普通感冒与时行感冒之分,中医感冒与西医学感冒基本相同,普通感冒相当于西医学的普通感冒、上呼吸道感染,时行感冒相当于西医学的流行性感冒。

2.1.2 外感发热

外感发热是指感受六淫之邪或温热疫毒之气,导致营卫失和,脏腑阴阳失调,出现病理性体温升高,伴有恶寒、面赤、烦躁、脉数等为主要临床表现的一类外感病证。外感发热,古代常名之为"发热""寒热""壮热"等。

人体体温相对恒定,不因外界温度的差异而有所改变,保持在37℃左右。由于饮食、运动、环境、情绪和性别的关系,体温可能有暂时的轻微的波动,但此无临床意义,发热则是指病理性的体温升高。外感发热是指外感因素导致的病理性体温升高。外感发热在内科疾病的发病率中占有较高的比例,影响工作和生活,严重者可出现神昏谵语,抽搐惊厥,甚至危及生命。中医药对外感发热有系统的理论和丰富的临床经验,具有较理想的治疗效果。

《素问·阴阳应象大论》《素问·热论》《素问·至真要大论》等篇中,对外感发热的病因病机和治疗法则,都作了扼要的论述,为热病的理论奠定了基础。汉《伤寒论》为我国第一部研究外感热病的专著,系统地论述了外感热病的病因病机和证治规律,以阴阳为纲,创造性地提出了六经辨证理论,成为后世对外感热病辨证论治的纲领。金代刘完素对外感热病的病因病机主火热论,认为外感热病的病因主要是火热病邪,即使是其他外邪也是"六气皆从火化",既然病理属性是火热,因此主张"热病只能作热治,不能从寒医",治疗"宜凉不宜温",这就突破了金代以前对外感热病必从寒邪立论,治疗多用辛温的学术束缚,是外感热病理论的一大进步。清代叶香岩纱《感温热篇》对外感热病的感邪、发病、传变规律、察舌验齿等诊治方法都有详细的阐述,创立了外感热病的卫气营血辨证纲领。薛生白《湿热病篇》对外感湿热发病的证治特点作了详细论述,吴鞠通《温病条辨》对风温、湿温等各种外感热病作了条分缕析的论述,不仅制定了一批治疗外感热病行之有效的方药,同时创立了外感热病的三焦辨证理论。卫气营血辨证和三焦辨证的创立,标志着温病学说的形成,从而使外感热病的理论和临床实践臻于完善。

外感发热包含的病种非常广泛,这里着重论述与罹患内科杂病紧密相关的外感发热病。西医学中部分急性感染性疾病,如上呼吸道感染、肺部感染、胆道感染、泌尿道感染等可参考这里进行辨证论治。

2.1.3 湿阻

湿阻是指湿邪阻滞中焦,运化功能减弱,以脘腹满闷,肢体困重,纳食呆滞等为主要临床特征的外感病。古代又称为"湿证""湿病""伤湿"。湿阻之病,在江南、沿海等潮湿地区,尤其是在夏令梅雨季节较为常见,因其身困食少,影响患者的工作和生活,中医药对湿阻病的治疗有较强优势,可以取得理想的效果。

《素问·阴阳应象大论》《素问·生气通天论》《素问·六元正纪大论》等许多篇章对湿病的病因、临床特征都有所讨论,指出外湿"感则害人皮肉筋脉",困阻中焦等。汉《金匮要略·痉湿暍病脉证并治》专门讨论了内、外湿病,尤其是外湿致病的种种表现以及治疗大法。并提出了治湿病的三项禁忌。宋《重订严氏济生方·诸湿门》指出治湿病"唯当利其小便"。明《景岳全书·杂证谟,湿证》对湿证的病因有出于天气者、有出于地气者、有由于饮食者进行了论述,提出"辨治之法其要惟二,则一曰湿热,一曰寒湿"。清代温病学派对湿邪致病的病因、病理、治法、方药都有较大的发展和补充。如《临证指南医案·湿》中,从外湿、内湿两方面阐述湿邪致病的机理,以及由于感邪和体质不同,其病理属性的转归亦有区别。又如《温病条辨·中焦》重点叙述湿邪与中焦脾胃的发病关系及湿病的病理转化。

湿阻为病,可见于许多疾病的过程之中,由于湿邪阻滞的部位不同,临床的病理反应亦不一致,如有湿阻经络、湿阻三焦、湿阻募原、湿阻气分、湿阻脾胃等,这里湿阻讨论仅涉及湿阻中焦脾胃,其他各种病证,均不属这里的讨论范围。西医学中的胃肠功能紊乱等,可参照这里辨证论治。

2.1.4 痢疾

痢疾是因外感时行疫毒,内伤饮食而致邪蕴肠腑,气血壅滞,传导失司,以腹痛腹泻,里急后重,排赤白脓血便为主要临床表现的具有传染性的外感疾病。

痢疾,古代亦称"肠澼""滞下"等,含有肠腑"闭滞不利"的意思。本病为最常见的肠道传染病之一,一年四季均可发病,但以夏秋季节为最多,可散在发生,也可形成流行,无论男女老幼,对本病"多相染易",在儿童和老年患者中,常因急骤发病,高热

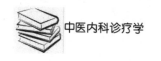

惊厥,厥脱昏迷而导致死亡,故须积极防治。中医药对各类型痢疾有良好的疗效,尤其是久痢,在辨证的基础上,采用内服中药或灌肠疗法,常能收到显著的效果。

《内经》称本病为"肠澼",对本病的病因、症状、预后等方面都有所论述,如《素问·太阴阳明论》说:"食饮不节,起居不时者,阴受之……阴受之则入五脏……脏则膜满闭塞,下为飧泄,久为肠澼。"指出本病病因与饮食不节有关。《素问·至真要大论》说:"火淫所胜……民病泄注赤白……腹痛溺赤,甚为血便。"指出本病的病因与气候有关,症状为腹痛,便下赤白。汉《金匮要略·呕吐哕下利病脉证并治》将本病与泄泻合称"下利",制定了寒热不同的白头翁汤和桃花汤治疗本病,开创了痢疾的辨证论治,两方一直为后世医家所喜用。隋《诸病源候论》有"赤白痢""血痢""脓血痢""热痢"等20余种痢候记载,对本病的临床表现和病因、病机已有较深刻的认识。唐《备急千金要方》称本病为"滞下",宋《严氏济生方》正式启用"痢疾"之病名:"今之所谓痢疾者,古所谓滞下是也",一直沿用至今。金元时期,《丹溪心法》明确指出本病具有流行性、传染性:"时疫作痢,一方一家之内,上下传染相似",并论述痢疾的病因以"湿热为本"。清代,出现了痢疾专著,如《痢疾论》《痢证论》等,对痢疾理论和临床进行了系统总结,学术上也有所创新。

中医学的痢疾与西医学的痢疾病名相同,部分临床表现一致。包含了西医学中的细菌性痢疾、阿米巴痢疾,以及似痢非痢的疾病,如非特异性溃疡性结肠炎、局限性肠炎、结肠直肠恶性肿瘤等。

2.1.5 疟疾

疟疾是经按蚊叮咬或输入带疟原虫者的血液而感染疟原虫所引起的虫媒传染病。寄生于人体的疟原虫共有四种,即间日疟原虫,三日疟原虫,恶性疟原虫和卵形疟原虫。在我国主要是间日疟原虫和恶性疟原虫;其他两种少见,近年偶见国外输入的一些病例。不同的疟原虫分别引起间日疟、三日疟、恶性疟及卵圆疟。本病主要表现为周期性规律发作,全身发冷、发热、多汗,长期多次发作后,可引起贫血和脾肿大。

中医认为疟疾由感受疟邪,邪正交争所致,是以寒战壮热,头痛,汗出,休作有时为特征的传染性疾病,多发于夏秋季。

我国人民对疟疾的认识甚早,远在殷虚甲骨文中已有"疟"字的记载。传染病在古代医籍中记载最详者首推疟疾。早在《素问》就有《疟论》《刺疟论》等专篇,对疟疾的病因、病机、症状、针灸治法等作了系统而详细的讨论。《神农本草经》明确记载常山有治疟的功效。《金匮要略·疟疾脉证并治》篇以蜀漆治疟,并在《内经》的基础上补充了疟母这一病症。其治疟的白虎加桂枝汤和治疟母的鳖甲煎丸,沿用至今。《肘后备急方·治寒热诸疟方》首先提出了瘴疟的名称,并最先采用青蒿治疟。《诸病源候论·间日疟候》明确提出间白疟的病证名称,在《劳疟候》里补充了劳疟这一证候。《千金要方》除制定以常山、蜀漆为主的截疟诸方外,还用马鞭草治疟。《三因极一病证方论·疟病不内外因证治》指明了疫疟的特点:"一岁之间,长幼相若,或染时行,变成寒热,名曰疫疟"。《脉因症治·疟》提出了传染的概念。《证治要诀》将疟疾与其他表现往来寒热的疾病作了鉴别。《证治准绳·疟》对疟疾的易感性、免疫力及南北地域的差异,有所记载。《景岳全书·疟疾》进一步肯定疟疾因感受疟邪所致,并非痰、食引起。《症因脉治·疟疾总论》对瘴疟的症状及病机作了较全面的论述,并将间二日而发之疟疾称为三日疟。《疟疾论》将三日疟称为三阴疟,指出其特点是患病时间较长,病情相对较轻,"无骤死之理"。

疟疾的概念自《内经》即很明确,即疟疾是指由感受疟邪引起的,以恶寒壮热,发有定时,多发于夏秋季为特征的一种传染性疾病。中西医学对疟疾的认识基本相同,即西医学的疟疾属于本病范畴。

2017年10月27日,世界卫生组织国际癌症研究机构公布的致癌物清单初步整理参考,疟疾(高度流行地区恶性疟原虫感染引起的)在2A类致癌物清单中。

2.2 肺病证

2.2.1 肺病证概述

肺为五脏之华盖,其位最高,外合皮毛,肺为娇脏,不耐寒热,又为清肃之脏,不容异物,故外感和内伤因素都易伤损肺脏而引起病变。肺主气,司呼吸,故肺病多以气机升降失常的证候为主,其常见的证候有肺气亏虚、阴津亏耗、寒邪犯肺、邪热乘肺、痰浊阻肺等。

兹将肺病证的基本证候及特征分述如下。

2.2.1.1 肺气亏虚

(1)主要脉症

声音低怯,倦怠懒言,面色少华,极易感冒,恶风形寒,或有自汗,若咳嗽则咳而无力,痰多清稀,舌淡苔白,脉虚弱。

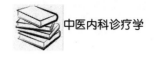

（2）证候特征

本证以肺气不足和卫气不固的见症为主，此外，尚有一般的气虚见症。

本证与阴津亏耗证的鉴别是：本证为肺气不足和卫外功能减退，而表现为短气、自汗、畏风、易感冒等症；彼为肺之阴津亏耗，而表现为阴津不足和有热象，如干咳少痰、潮热盗汗等症。

2.2.1.2　肺阴亏耗

（1）主要脉症

干咳少痰，或痰中带血，声音嘶哑，午后颧红，潮热盗汗，形体消瘦，舌质红，苔少，脉细数。

（2）证候特征

本证以肺虚气失宣肃、津亏不润及阴虚生热的见症为临床特征。

肺脏阴津亏耗证与燥邪犯肺证的鉴别是：本证为肺脏自病，以阴津亏虚为主症，如干咳少痰、潮热盗汗等；而燥邪犯肺证，以外感燥邪为主，虽亦有肺失清润，干咳少痰，咽喉干燥，但伴有外感表证。

2.2.1.3　寒邪犯肺

（1）主要脉症

咳嗽痰稀薄，鼻塞流清涕，恶寒发热，头身痛楚，无汗，苔薄白，脉浮紧。

（2）证候特征

本证除有寒邪束肺，肺气失宣的证候外，尚有恶寒发热等风寒表证。

本证与寒饮内阻证的鉴别是：本证为外感寒邪，肺气失宣，故表现为咳嗽痰稀薄，恶寒发热等；而寒饮内阻证则为饮邪碍肺，肺失宣降，故以咳嗽气急，痰白如沫如涎而量多等症为主要表现，而无外感表证。

2.2.1.4　邪热乘肺

（1）主要脉症

咳嗽，痰黄或黄白相兼，痰不甚黏稠，痰量一般不多，或有鼻塞流黄涕，或恶风身热，咽喉疼痛，苔薄黄，脉浮数。

（2）证候特征

本证除有邪热阻肺，肺失清肃的证候外，尚有恶风身热，咽喉疼痛，苔薄黄，脉浮数。

本证与痰热蕴肺证的鉴别是：本证兼具肺失宣肃与风热表证；而痰热蕴肺证则为

痰浊化热或热邪灼津为痰,痰与热壅塞于肺,肺失宣肃证,故以咳嗽痰多痰黄,或痰鸣或痰中带脓血等为主要表现,一般无外感表证。

2.2.1.5 痰浊阻肺

(1)主要脉症

咳嗽痰多黏稠,色白或灰白,胸满憋闷,气息急促,喉中痰鸣有声,甚至倚息不能平卧,苔白厚腻,脉弦滑或濡滑。

(2)证候特征

本证兼有肺失宣肃和痰浊壅盛的见症。

本证与痰瘀阻肺证的鉴别是:本证肺气上逆和痰浊壅盛证都极为明显;而痰瘀阻肺证以痰瘀阻蔽胸中阳气为主要表现,如心悸、胸闷、唇甲青紫等症,多数情况不以咳嗽气逆等肺气上逆为主证。

2.2.2 咳嗽

咳嗽是指外感或内伤等因素,导致肺失宣肃,肺气上逆,冲击气道,发出咳声或伴咯痰为临床特征的一种病证。历代将有声无痰称为咳,有痰无声称为嗽,有痰有声谓之咳嗽。临床上多为痰声并见,很难截然分开,故以咳嗽并称。

咳嗽是内科中最为常见的病证之一,发病率甚高,据统计慢性咳嗽的发病率为3%～5%,在老年人中的发病率可达10%～15%,尤以寒冷地区发病率更高。中医中药治疗咳嗽有较大优势,积累了丰富的治疗经验。

《内经》对咳嗽的成因、症状及证候分类、证候转归及治疗等问题已作了较系统的论述,阐述了气候变化、六气影响及肺可以致咳嗽,如《素问·宣明五气》说:"五气所病……肺为咳。"《素问·咳论》更是一篇论述咳嗽的专篇,指出"五脏六腑皆令人咳,非独肺也。"强调了肺脏受邪以及脏腑功能失调均能导致咳嗽的发生。对咳嗽的症状按脏腑进行分类,分为肺咳、心咳、胃咳、膀胱咳等,并指出了证候转归和治疗原则。汉,张仲景所著《伤寒论》《金匮要略》不仅拟出了不少治疗咳嗽行之有效的方剂,还体现了对咳嗽进行辨证论治的思想。

隋《诸病源候论·咳嗽候》在《内经》脏腑咳的基础上,又论述了风咳、寒咳等不同咳嗽的临床证候。唐宋时期,如《千金要方》《外台秘要》《和剂局方》等收集了许多治疗咳嗽的方剂。明代,《景岳全书》将咳嗽分为外感、内伤两类,《明医杂著》指出咳嗽"治法须分新久虚实",至此咳嗽的理论渐趋完善,切合临床实际。

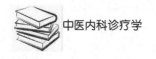

2.2.3 哮病

哮病是由于宿痰伏肺,遇诱因或感邪引触,以致痰阻气道,肺失肃降,痰气搏击所引起的发作性痰鸣气喘疾患。发作时喉中哮鸣有声,呼吸气促困难,甚至喘息不能平卧为主要表现。

哮病是内科常见病证之一,在我国北方更为多见,一般认为本病发病率约占人口的2%左右。中医药对本病积累了丰富的治疗经验,方法多样,疗效显著,它不仅可以缓解发作时的症状,而且通过扶正治疗,达到祛除凤根,控制复发的目的。

《内经》虽无哮病之名,但有"喘鸣""够贻"之类的记载,与本病的发作特点相似。

汉·《金匮要略》将本病称为"上气",不仅具体描述了本病发作时的典型症状,提出了治疗方药,而且从病理上将其归属于痰饮病中的"伏饮",堪称后世顽痰伏肺为哮病凤根的渊薮。

隋·《诸病源候论》称本病为"呷嗽",明确指出本病病理为"痰气相击,随嗽动息,呼呷有声",治疗"应加消痰破饮之药"。直至元代朱丹溪才首创"哮喘"病名,阐明病机专主于痰,提出"未发以扶正气为主,既发以攻邪气为急"的治疗原则,不仅把本病从笼统的"喘鸣""上气"中分离出来,成为一个独立的病名,而且确定了本病的施治要领。明,《医学正传》进一步对哮与喘作了明确的区别。后世医家鉴于哮必兼喘,故一般通称"哮喘",为－与喘病区分故定名为"哮病"。

根据本病的定义和临床表现,本病相当于西医学的支气管哮喘,西医学的喘息性支气管炎、或其他急性肺部过敏性疾患所致的哮喘均可参考本病辨证论治。

2.2.4 喘病

喘病是指由于外感或内伤,导致肺失宣降,肺气上逆或气无所主,肾失摄纳,以致呼吸困难,甚则张口抬肩,鼻翼煽动,不能平卧等为主要临床特征的一种病证。严重者可由喘致脱出现喘脱之危重证候。喘病古代文献也称"鼻息""肩息""上气""逆气""喘促"等。

喘病是一种常见病证,也可见于多种急、慢性疾病过程中,中医对喘病有系统的理论,积累了丰富的治疗经验,在辨证论治的前题下,有显著的治疗效果。

《内经》对喘病有较多论述。如《灵枢·五阅五使》说:"故肺病者,喘息鼻张。"《灵枢·本脏》曰:"肺高则上气肩息咳。"提示喘病以肺为主病之脏,并以呼吸急促、鼻煽、抬肩为特征。《灵枢·五邪》指出:"邪在肺,则病皮肤痛,寒热,上气喘,汗出,喘动肩背。"《素问·举痛论》又说:"劳则喘息汗出。"指出喘病病因既有外感,也有内伤,病机亦有虚实之别。此外,《素问·痹论》云:"心痹者,脉不通,烦则心下鼓,暴上气而喘。"《素问·经脉别论》云:"有所坠恐,喘出于肝。"提示喘虽以肺为主,亦涉及它脏。汉·《伤寒论》《金匮要略》已经认识到许多疾病,如伤寒、肺痿、肺痈、水气、黄疸、虚劳都可导致喘病,并开始了具体的方药治疗。金元以后,诸多医家充实了内伤诸因致喘的证治。如《丹溪心法·喘》说:"六淫七情之所感伤,饱食动作,脏气不和,呼吸之息,不得宣畅而为喘急。亦有脾肾俱虚体弱之人,皆能发喘。"认识到六淫、七情、饮食所伤,体质虚弱皆为喘病的病因。明代张景岳把喘病归纳为虚实两证。《景岳全书,喘促》说:"实喘者有邪,邪气实也;虚喘者无邪,元气虚也。"指出了喘病的辨证纲领。清·《临证指南医案,喘》说:"在肺为实,在肾为虚。"《类证治裁·喘症》则明确指出"喘由外感者治肺,由内伤者治肾"的治疗原则。这些观点对指导临床实践具有重要意义。

喘病是以症状命名的疾病,既是独立性疾病,也是多种急、慢性疾病过程中的症状,若伴发于其他疾病时,应结合其他疾病的证治规律而治疗,这里主要讨论以喘促为临床特征的病证。

喘病主要见于西医的喘息性支气管炎、肺部感染、肺炎、肺气肿、心源性哮喘、肺结核、矽肺以及癔病性喘息等疾病,

2.2.5 肺胀

肺胀是指多种慢性肺系疾病反复发作,迁延不愈,肺脾肾三脏虚损,从而导致肺管不利,气道不畅,肺气壅滞,胸膺胀满为病理改变,以喘息气促,咳嗽咯痰,胸部膨满,胸闷如塞,或唇甲紫绀,心悸浮肿,甚至出现昏迷,喘脱为临床特征的病证。

肺胀是内科常见病、多发病,严重地威胁患者的健康与生命,寻求防治本病的有效方法是目前国内外医学界亟待解决的课题。中医药治疗本病有着广阔的前景,并积累了较为丰富的经验,有待进一步发掘与提高。

肺胀的病名首见于《内经》。《灵枢·胀论》说:"肺胀者,虚满而喘咳"。《灵枢·经脉》说:"肺手太阴之脉……是动则病肺胀满膨膨而喘咳。"指出了本病虚满的基本性质和典型症状。汉代《金匮要略》还观察到肺胀可出现浮肿、烦躁、目如脱等症状,认为本病与痰饮有关,开始应用越婢加半夏汤、小青龙加石膏汤等方药进行辨证论治。隋代《诸病源候论·咳逆短气候》记载肺胀的发病机理是由于"肺虚为微寒所伤则咳嗽,嗽则气还于肺间则肺胀,肺胀则气逆,而肺本虚,气为不足,复为邪所乘,壅否不能宣畅,故咳逆短乏气也"。

可见隋代对本病病机的认识已经较为深刻。后世医籍多将本病附载于肺痿、肺痈之后,有时亦散见于痰饮、喘促、咳嗽等门,对本病的认识不断有所充实和发展。如金元时期,《丹溪心法·咳嗽》说:"肺胀而嗽,或左或右不得眠,此痰挟瘀血碍气而病。"在病理上充实了痰瘀阻碍肺气的理论。清代《张氏医通·肺痿》说:"盖肺胀实证居多。"《证治汇补·咳嗽》认为肺胀:"又有气散而胀者宜补肺,气逆而胀者宜降气,当参虚实而施治。"提示肺胀应当分虚实辨证论治。

根据肺胀的临床表现,主要见于西医学中慢性阻塞性肺气肿和慢性肺源性心脏病,也见于老年性肺气肿。

2.2.6　肺痈

肺痈是指由于热毒瘀结于肺,以致肺叶生疮,肉败血腐,形成脓疡,以发热,咳嗽,胸痛,咯吐腥臭浊痰,甚则咯吐脓血痰为主要临床表现的一种病证。

肺痈属内痈之一,是内科较为常见的疾病。中医药治疗本病有着丰富的经验,历代医家创立了许多有效方剂,其中不少方药长期为临床所选用。

《金匮要略》首次列有肺痈病名,并作专篇进行讨论。《金匮要略·肺痿肺痈咳嗽上气病脉证并治》曰:"咳而胸满振寒,脉数,咽干不渴,时出浊唾腥臭,久久吐脓如米粥者,为肺痈。"指出成脓者治以排脓,未成脓者治以泻肺,分别制定了相应的方药,还强调早期治疗的重要性。汉以后,对肺痈的认识有所发展。晋《脉经》对本病的诊断和辨证有详细的论述。隋《诸病源候论·肺痈候》说:"肺痈者……寒乘虚伤肺,寒搏于血,蕴结成痈,热又加之,积热不散,血败为脓。"。认为风寒化热亦可为痈,并强调正虚是发病的重要原因。唐《备急千金要方》创用苇茎汤以清肺排脓,活血消痈,此为后世治疗本病的要方。迄至明清,对本病的认识更趋深入、全面。明《医学纲目》有"肺痈者,由食啖辛热炙煿,或醇饮热酒,燥热伤肺"的记载,认为饮食不节为本病的病因之一。陈实功《外科正宗·肺痈论》对肺痈初起、已成、溃后的临床表现作了详细的描述,根据病机演变提出了初起在表者宜散风清肺,已有里热者宜降火益阴,脓成则平肺排脓,脓溃正虚者宜补肺健脾的治疗原则。清《医门法律·肺痿肺痈门》认为病由"五脏蕴崇之火,与胃中停蓄之热,上乘于肺",认识到他脏及肺的发病机理,治疗上主张以"清肺热,救肺气"为要点。《张氏医通》主张"乘初宠时极力攻之""慎不可用温补保肺药,尤忌发汗伤其肺气。"指出了本病的治疗原则和治疗注意事项。

2.3 心脑病证

2.3.1 心脑病证概述

心脑病证是指由于情志所伤,饮食不节,禀赋不足,年老体虚,久病失养等,引起心脑功能失常和病理变化的一类病证。本章讨论的心脑病证有心悸、胸痹心痛、眩晕、中风病、失眠、痴呆、痫证、癫病及狂病。

心主血脉,主神明,心病的证候特征主要表现为血脉运行障碍和神志精神活动异常。脑为精明之府,又称元神之府,脑病的证候特征也表现为神志精神活动障碍。临床常见的心脑病证实证有痰火扰心,饮遏心阳;心血瘀阻及脑脉受损;虚证有心脑气血、阴阳不足及脑髓空虚等。主要证候分述如下。

2.3.1.1 痰火扰心

(1)主要脉症

心悸怔忡,心烦失眠,或癫或狂,舌红或干裂,苔黄,脉弦数。

(2)证候特征

本证表现以心神不安为特征,或胸中躁动烦热,时发动悸;或心烦多梦,躁扰难寝;或急躁易怒,毁物伤人。

2.3.1.2 饮遏心阳

(1)主要脉症

心悸,眩晕,胸胁胀满,尿少浮肿,脘痞泛呕,舌淡苔白滑,脉弦滑或沉紧。

(2)证候特征

本证以水饮内停,积于胸中,阻遏心阳的见症为特征,此外,常兼见脾,肾阳虚的见症。

2.3.1.3 血瘀阻

(1)主要脉症

心悸,胸闷,心痛时作,痛有定处,如刺如绞,口唇青紫,舌暗红或有瘀点瘀斑,脉细涩或结代。

(2)证候特征

本证以心脉血瘀引起心痛为主要表现,可兼见舌脉的血瘀征象,或伴有气滞、寒

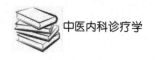

凝、气虚表现。

2.3.1.4 脑脉受损

（1）主要脉症

心悸怔忡,突发神志障碍,或伴有昏仆,偏瘫,抽搐,常见舌红苔黄腻,脉弦滑,或脉涩、结代。

（2）证候特征

本证为痰浊、瘀血损伤脑脉,以突发性神志障碍为主要见症。

2.3.1.5 心气虚

（1）主要脉症

心悸不安,胸闷气短,动则益甚,伴有面色㿠白,自汗,舌淡苔薄白,或有齿痕,脉虚无力或结代。

（2）证候特征

本证以心悸,胸痛气短,兼见气虚症状为特征。

2.3.1.6 心血虚

（1）主要脉症

心悸怔忡,失眠多梦,健忘,眩晕,面色无华,舌淡苔白,脉细或结代。

（2）证候特征

本证以阴血亏虚,心神失养引起心悸、失眠为主要见症,伴有阴血亏虚表现。

2.3.1.7 心阴虚

（1）主要脉症

心悸怔忡,心烦失眠,五心烦热,颜面潮红,口舌生疮,舌红少津,脉细数或结代。

（2）证候特征

本证以阴虚生内热,虚热扰心为主要见症。

2.3.1.8 心阳虚

（1）主要脉症

心悸怔忡,心胸疼痛,面色苍白,畏寒肢冷,汗出,舌淡苔白,脉沉迟或结代。

（2）证候特征

本证以阳虚失于温煦,阳虚生内寒的见症为主要特征。

2.3.1.9 脑髓空虚

（1）主要脉症

眩晕耳鸣，健忘痴呆，腰膝酸软，懒惰思卧，步行艰难，齿枯发焦，舌瘦苔薄，脉沉细弱。

（2）证候特征

本证以气血、肝肾亏虚，脑髓元神失养而引起眩晕、痴呆、健忘为主要见症。

2.3.2 心悸

心悸是因外感或内伤，致气血阴阳亏虚，心失所养；或痰饮瘀血阻滞，心脉不畅，引起以心中急剧跳动，惊慌不安，甚则不能自主为主要临床表现的一种病证。

心悸因惊恐、劳累而发，时作时止，不发时如常人，病情较轻者为惊悸；若终日悸动，稍劳尤甚，全身情况差，病情较重者为怔忡。怔忡多伴惊悸，惊悸日久不愈者亦可转为怔忡。

心悸是心脏常见病证，为临床多见，除可由心本身的病变引起外，也可由它脏病变波及于心而致。

《内经》虽无心悸或惊悸、怔忡之病名，但有类似症状记载，如《素问·举痛论》："惊则心无所依，神无所归，虑无所定，故气乱矣。"并认为其病因有宗气外泄，心脉不通，突受惊恐，复感外邪等，并对心悸脉象的变化有深刻认识。《素问·三部九候论》说："参伍不调者病。"最早记载脉律不齐是疾病的表现。《素问·平人气象论》说："脉绝不至曰死，乍疏乍数曰死。"最早认识到心悸时严重脉律失常与疾病预后的关系。汉代张仲景在《伤寒论》及《金匮要略》中以惊悸、心动悸、心下悸等为病证名，认为其主要病因有惊扰、水饮、虚损及汗后受邪等，记载了心悸时表现的结、代、促脉及其区别，提出了基本治则及炙甘草汤等治疗心悸的常用方剂。宋代《济生方·惊悸怔忡健忘门》率先提出怔忡病名，对惊悸、怔忡的病因病机、变证、治法作了较为详细的记述。《丹溪心法·惊悸怔忡》中提出心悸当"责之虚与痰"的理论。明代《医学正传·惊悸怔忡健忘证》对惊悸、怔忡的区别与联系有详尽的描述。《景岳全书·怔忡惊恐》认为怔忡由阴虚劳损所致，且"虚微动亦微，虚甚动亦甚"，在治疗与护理上主张"速宜节欲节劳，切戒酒色"；"速宜养气养精，滋培根本"。清代《医林改错》论述了瘀血内阻导致心悸怔忡，记载了用血府逐瘀汤治疗心悸每多获效。

心悸是临床常见病证之一，也可作为临床多种病证的症状表现之一，如胸痹心痛、失眠、健忘、眩晕、水肿、喘证等出现心悸时，应主要针对原发病进行辨证治疗。

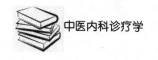

根据本病的临床表现,西医学的各种原因引起的心律失常,如心动过速、心动过缓、过早搏动、心房颤动或扑动、房室传导阻滞、病态窦房结综合征、预激综合征及心功能不全、神经官能症等。

2.3.3 胸痹心痛

胸痹心痛是由于正气亏虚,饮食、情志、寒邪等所引起的以痰浊、瘀血、气滞、寒凝痹阻心脉,以膻中或左胸部发作性憋闷、疼痛为主要临表现的一种病证。轻者偶发短暂轻微的胸部沉闷或隐痛,或为发作性膻中或左胸含糊不清的不适感;重者疼痛剧烈,或呈压榨样绞痛。常伴有心悸,气短,呼吸不畅,甚至喘促,惊恐不安,面色苍白,冷汗自出等。多由劳累、饱餐、寒冷及情绪激动而诱发,亦可无明显诱因或安静时发病。

胸痹心痛是威胁中老年人生命健康的重要心系病证之一,随着现代社会生活方式及饮食结构的改变,发病有逐渐增加的趋势,因而本病越来越引起人们的重视。由于本病表现为本虚标实,有着复杂的临床表现及病理变化,而中医药治疗从整体出发,具有综合作用的优势,因而受到广泛的关注。

"心痛"病名最早见于马王堆古汉墓出土的《五十二病方》。"胸痹"病名最早见于《内经》,对本病的病因、一般症状及真心痛的表现均有记载。《素问·藏气法时论》:"心病者,胸中痛,胁支满,胁下痛,膺背肩胛间痛,两臂内痛。"《灵枢·厥病》:"真心痛,手足青至节,心痛甚,旦发夕死,夕发旦死。"《金匮要略·胸痹心痛短气病脉证治》认为心痛是胸痹的表现,"胸痹缓急",即心痛时发时缓为其特点,其病机以阳微阴弦为主,以辛温通阳或温补阳气为治疗大法,代表方剂如瓜蒌薤白半夏汤、瓜蒌薤白白酒汤及人参汤等。后世医家丰富了本病的治法,如元代危亦林《世医得效方》用苏合香丸芳香温通治卒暴心痛。明代王肯堂《证治准绳·痛胃脘痛》明确指出心痛、胸痛、胃脘痛之别,对胸痹心痛的诊断是一大突破,在诸痛门中用失笑散及大剂量红花、桃仁、降香、失笑散活血理气止痛治死血心痛。

清代陈念祖《时方歌括》用丹参饮活血行气治疗心腹诸痛。清代王清任《医林改错》用血府逐瘀汤活血化瘀通络治胸痹心痛等,对本病均有较好疗效。

胸痹心痛病相当于西医的缺血性心脏病心绞痛,胸痹心痛重症即真心痛相当于西医学的缺血性心脏病心肌梗死。

2.3.4 眩晕

眩晕是由于情志、饮食内伤、体虚久病、失血劳倦及外伤、手术等病因,引起风、火、痰、瘀上扰清空或精亏血少,清窍失养为基本病机,以头晕、眼花为主要临床表现的一类病证。眩即眼花,晕是头晕,两者常同时并见,故统称为"眩晕",其轻者闭目可止,重者如坐车船,旋转不定,不能站立,或伴有恶心、呕吐、汗出、面色苍白等症状。

眩晕为临床常见病证,多见于中老年人,亦可发于青年人。本病可反复发作,妨碍正常工作及生活,严重者可发展为中风、厥证或脱证而危及生命。临床上用中医中药防治眩晕,对控制眩晕的发生、发展具有较好疗效。

眩晕病证,历代医籍记载颇多。《内经》对其涉及脏腑、病性归属方面均有记述,如《素问·至真要大论》认为:"诸风掉眩,皆属于肝",指出眩晕与肝关系密切。《灵枢·卫气》认为"上虚则眩",《灵枢·口问》说:"上气不足,脑为之不满,耳为之苦鸣,头为之苦倾,目为之眩",《灵枢·海论》认为"脑为髓海",而"髓海不足,则脑转耳鸣",认为眩晕一病以虚为主。汉代张仲景认为痰饮是眩晕发病的原因之一,为后世"无痰不作眩"的论述提供了理论基础,并且用泽泻汤及小半夏加茯苓汤治疗眩晕。宋代以后,进一步丰富了对眩晕的认识。严用和《重订严氏济生方·眩晕门》中指出:"所谓眩晕者,眼花屋转,起则眩倒是也,由此观之,六淫外感,七情内伤,皆能导致",第一次提出外感六淫和七情内伤致眩说,补前人之未备,但外感风、寒、暑、湿致眩晕,实为外感病的一个症状,而非主要证候。元代朱丹溪倡导痰火致眩学说,《丹溪心法·头眩》说:"头眩,痰挟气虚并火,治痰为主,挟补气药及降火药。无痰不作眩,痰因火动,又有湿痰者,有火痰者。"明代张景岳在《内经》"上虚则眩"的理论基础上,对下虚致眩作了详尽论述,他在《景岳全书·眩晕》中说:"头眩虽属上虚,然不能无涉于下。盖上虚者,阳中之阳虚也;下虚者,阴中之阳虚也。阳中之阳虚者,宜治其气,如四君子汤、……归脾汤、补中益气汤,……。阴中之阳虚者,宜补其精,如……左归饮、右归饮、四物汤之类是也。然伐下者必枯其上,滋苗者必灌其根。所以凡治上虚者,犹当以兼补气血为最,如大补元煎、十全大补汤诸补阴补阳等剂,俱当酌宜用之。"张氏从阴阳互根及人体是一有机整体的观点,认识与治疗眩晕,实是难能可贵,并认为眩晕的病因病机"虚者居其八九,而兼火兼痰者,不过十中一二耳"。详细论述了劳倦过度、饥饱失宜、呕吐伤上、泄泻伤下、大汗亡阳、呴目惊心、焦思不释、被殴被辱气夺等皆伤阳中之阳,吐血、衄血、便血、纵欲、崩淋等皆伤阴中之阳而致眩晕。秦景明在《症因脉治·眩晕总论》中认为阳气虚是本病发病的主要病理环节。徐春甫《古今医统·眩晕宜审三虚》认为:"肥人眩运,气虚有痰;瘦人眩运,血虚有火;伤寒吐下后,必是阳虚。"龚廷贤《寿世保元·眩晕》集前贤之大成,对眩晕的病因、脉象都有详细论述,并分证论治眩晕,如半夏白术汤证(痰涎致眩)、补中益气汤证(劳役致眩)、清离滋饮汤证(虚火致眩)、十全大补汤证(气血两虚致眩)等,至今仍值得临床借鉴。至清代对本病的

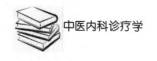

认识更加全面,直到形成了一套完整的理论体系。

2.3.5 中风病

中风病是由于正气亏虚,饮食、情志、劳倦内伤等引起气血逆乱,产生风、火、痰、瘀,导致脑脉痹阻或血溢脑脉之外为基本病机,以突然昏仆、半身不遂、口舌歪斜、言语謇涩或不语、偏身麻木为主要临床表现的病证。根据脑髓神机受损程度的不同,有中经络、中脏腑之分,有相应的临床表现。本病多见于中老年人。四季皆可发病,但以冬春两季最为多见。

中风病严重危害着人类健康,死亡率高,致残率高。《内经》虽没有明确提出中风病名,但所记述的"大厥""薄厥""仆击""偏枯""风痱"等病证,与中风病在卒中昏迷期和后遗症期的一些临床表现相似。对本病的病因病机也有一定认识,如《灵枢·刺节真邪》:"虚邪偏客于身半,其入深,内居营卫,营卫稍衰,则真气去,邪气独留,发为偏枯。"此外,还认识到本病的发生与个人的体质、饮食、精神刺激等有关,如《素问·通评虚实论》明确指出:"仆击、偏枯……肥贵人则膏粱之疾也。"还明确指出中风的病变部位在头部,是由气血逆而不降所致。如《素问·调经论》说:"血之与气,并走于上,则为大厥,厥则暴死。"对中风病的病因病机及其治法,历代医家论述颇多,从病因学的发展来看,大体分为两个阶段。唐宋以前多以"内虚邪中"立论,治疗上一般多采用疏风祛邪、补益正气的方药。

如《金匮要略》正式把本病命名为中风。认为中风病之病因为络脉空虚,风邪入中,其创立的分证方法对中风病的诊断、治疗、判断病情轻重和估计预后很有帮助。唐宋以后,特别是金元时代,许多医家以"内风"立论,可谓中风病因学说上的一大转折。其中刘河间力主"肾水不足,心火暴甚";李东垣认为"形盛气衰,本气自病";朱丹溪主张"湿痰化热生风";元代王履从病因学角度将中风病分为"真中""类中"。明代张景岳提出"非风"之说,提出"内伤积损"是导致本病的根本原因;明代李中梓又将中风病明确分为闭、脱二证,仍为现在临床所应用。清代医家叶天士、沈金鳌、尤在泾、王清任等丰富了中风病的治法和方药,形成了比较完整的中风病治疗法则。晚清及近代医家张伯龙、张山雷、张锡纯进一步认识到本病的发生主要是阴阳失调,气血逆乱,直冲犯脑,至此对中风病因病机的认识及其治疗日臻完善。近年来对中风病的预防、诊断、治疗、康复、护理等方面逐步形成了较为统一的标准和规范,治疗方法多样化,疗效也有了较大提高。

中风病是一个独立的疾病。其临床表现与西医所称的脑血管病相似。脑血管病主要包括缺血性和出血性两大类型。

2.3.6 失眠

失眠是由于情志、饮食内伤,病后及年迈,禀赋不足,心虚胆怯等病因,引起心神失养或心神不安,从而导致经常不能获得正常睡眠为特征的一类病证。主要表现为睡眠时间、深度的不足以及不能消除疲劳、恢复体力与精力,轻者入睡困难,或寐而不酣,时寐时醒,或醒后不能再寐,重则彻夜不寐。

失眠是临床常见病证之一,虽不属于危重疾病,但常妨碍人们正常生活、工作、学习和健康,并能加重或诱发心悸、胸痹、眩晕、头痛、中风病等病证。顽固性的失眠,给病人带来长期的痛苦,甚至形成对安眠药物的依赖,而长期服用安眠药物又可引起医源性疾病。中医药通过调整人体脏腑气血阴阳的功能,常能明显改善睡眠状况,且不引起药物依赖及医源性疾患,因而颇受欢迎。

失眠在《内经》中称为"目不瞑""不得眠""不得卧",并认为失眠原因主要有两种,一是其他病证影响,如咳嗽、呕吐、腹满等,使人不得安卧;二是气血阴阳失和,使人不能入寐,如《素问·病能论》曰:"人有卧而有所不安者,何也? ……脏有所伤及,精有所寄,则安,故人不能悬其病也。"《素问·逆调论》还记载有"胃不和则卧不安"是指"阳明逆不得从其道""逆气不得卧,而息有音者",后世医家延伸为凡脾胃不和,痰湿、食滞内扰,以致寐寝不安者均属于此。《难经》最早提出"不寐"这一病名,《难经·四十六难》认为老人不寐的病机为"血气衰,肌肉不滑,荣卫之道涩,故昼日不能精,夜不得寐也"。汉代张仲景在《伤寒论》及《金匮要略》中记载了用黄连阿胶汤及酸枣仁汤治疗失眠,至今临床仍有应用价值。《古今医统大全·不得卧》较详细地分析了失眠的病因病机,并对临床表现及其治疗原则作了较为详细的论述。张景岳《景岳全书·不寐》较全面地归纳和总结了不寐的病因病机及其辨证施治方法,"寐本乎阴,神其主也,神安则寐,神不安则不寐。其所以不安者,一由邪气之扰,广由营气之不足耳",还认为"饮浓茶则不寐,心有事亦不寐者,以心气之被伐也。"《景岳全书·不寐·论治》中指出:"无邪而不寐者……宜以养营气为主治……即有微痰微火皆不必顾,只宜培养气血,血气复则诸症自退,若兼顾而杂治之,则十曝一寒,病必难愈,渐至元神俱竭而不可救者有矣";"有邪而不寐者,去其邪而神自安也"。《医宗必读·不得卧》将失眠原因概括为"一曰气盛,一曰阴虚,一曰痰滞,一曰水停,一曰胃不和"五个方面。《医效秘传·不得眠》将病后失眠病机分析为"夜以阴为主,阴气盛则目闭而安卧,若阴虚为阳所胜,则终夜烦扰而不眠也。心藏神,大汗后则阳气虚,故不眠。心主血,大下后

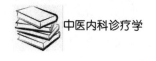

则阴气弱,故不眠,热病邪热盛,神不精,故不眠。新瘥后,阴气未复,故不眠。若汗出鼻干而不得眠者,又为邪入表也。"

失眠是以不能获得正常睡眠,以睡眠时间、深度及消除疲劳作用不足为主的一种病证。

2.3.7 痴呆

痴呆,多由七情内伤,久病年老等病因,导致髓减脑消,神机失用而致,是以呆傻愚笨为主要临床表现的一种神志疾病。其轻者可见寡言少语,反应迟钝,善忘等症;重则表现为神情淡漠,终日不语,哭笑无常,分辨不清昼夜,外出不知归途,不欲食,不知饥,二便失禁等,生活不能自理。

呆者,痴也,不慧也,不明事理之谓也。本病在心脑病证中较为常见,可发于各个年龄阶段,但以老年阶段最常见。据国外资料,在65岁以上老人中,明显痴呆者约占2%~5%,80岁以上者增加到15%~20%,如以轻中度痴呆合并估计,则要超过上述数字2~3倍之多。近年来我国人民平均寿命明显延长,老年人在人口构成中所占比例逐渐增高,今后本病的发生率必将增高。本病属疑难病证,中医药治疗具有一定疗效,尤其是近几年来,对本病开展了前瞻性多途径临床研究,疗效有较大提高。

古医籍中有关痴呆的专论较少,与本病有关的症状、病因病机、治疗预后等认识散在于历代医籍的其他篇章中。如《灵枢·天年》:"六十岁,心气始衰,苦忧悲,血气懈惰,故好卧……八十岁,肺气衰,魄离,故言善误。"从年老脏腑功能减退推论本病,与现代老年痴呆相似。明代以前,对痴呆的认识不很明确,至明代《景岳全书·杂证谟》首次立"癫狂痴呆"专论,澄清了过去含混不清的认识。指出了本病由多种病因渐致而成,且临床表现具有"千奇百怪""变易不常"的特点,并指出本病病位在心以及肝胆二经,对预后则认为本病"有可愈者,有不可愈者,都在乎胃气元气之强弱",至今仍对临床有指导意义。清代陈士铎《辨证录》亦立有"呆病门",对呆病症状描述甚详,且分析其成因在于肝气之郁,而最终转为胃气之衰的病理转化过程,其主要病机在于肝郁乘脾。胃衰痰生,积于胸中,弥漫心窍,使神明受累,髓减脑消而病。陈氏并提出本病以开郁逐痰、健胃通气为主的治法。立有洗心汤、转呆丹、还神至圣汤等,对临床治疗有一定参考价值。

3 中医内科病因病机与临床症状

3.1 中医内科疾病病因

中医理论认为,机体与外部环境之间,机体各组织结构之间,机体内部各种功能活动之间,都处于和谐、协调、"阴阳匀平"的平衡状态,如果由于各种内外因素的作用,这种平衡状态受到破坏,机体不能发挥正常的生理功能,则发生疾病。内科疾病发生与否以及发生的形式等,取决于正气与邪气盛衰以及邪正相互作用的结果。即正能胜邪,病邪难以侵入,机体的阴阳平衡得以保持,则不发病,若病一般也很轻浅,易于康复,此即《素问遗篇·刺法论》所谓"正气存内,邪不可干"。正不胜邪,邪气乘虚而入,机体的阴阳平衡遭到破坏,疾病发生,此即《素问·评热病论》所说"邪之所凑,其气必虚",若邪气较盛,正气较弱,则发病较重。

疾病的发生形式、轻重缓急、病证属性、演变转归等,往往也受到下列因素的影响或制约。

3.1.1 体质因素

3.1.1.1 体质特殊性

个体脏腑组织有坚脆刚柔的不同,由于体质的特殊性,往往导致对某种致病因素或疾病的易感性。如《灵枢·五变》说:"肉不坚,腠理疏,则善病风。……五脏皆柔软者,善病消瘅","小骨弱肉者,善病寒热"。临床上常可见到肥人多痰湿,善病胸痹、中风;瘦人多火热,易患痨嗽、便秘;年迈肾衰之人,易患腰痛、耳鸣、咳嗽;阳气素虚者,易患寒病;阴气素衰者,易患热病等,这些都是体质的特殊性导致对某种致病因素或疾病的易感性。

3.1.1.2 体质差异

邪气总是作用于人体后才能发病,由于体质的差异性,邪正之间的相互作用也就有差异,决定了其发病及疾病的发展变化有不同的趋势。清代医家章虚谷指出"六气

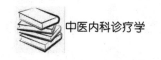

之邪……随人身之阴阳强弱变化而为病"。《医宗金鉴》亦说:"人感邪气虽一,因其形脏不同,或从寒化,或从热化,或从虚化,或从实化,故多端不齐也。"临床常见同一种致病因素作用于不同的体质,其发病也不同。如正气较强之人感受寒邪,可出现发热、头痛、恶寒等御邪于肌表的太阳证;而阳气素虚之人感受寒邪,则出现不发热但恶寒、四肢逆冷、下利清谷的邪陷三阴证。

3.1.2 病邪因素

3.1.2.1 影响病怔属性

除少数由于先天因素和因虚致病外,邪气是绝大多数内科疾病发生的重要条件,有时甚至是发病的决定因素,而且邪气还影响所发病证的病理属性。一般来说,阳邪易导致实热证,阴邪易致虚寒证。邪气影响病证的属性具有一般性的原则。例如湿热致病,常以热证为多,寒证较少;寒邪致病常以寒证为多,至于化热则大多数需要经历一定的过程。

3.1.2.2 影响发病形式

一般来说,感受风燥暑热、酸疠之邪,或食物中毒,或强烈的精神情志刺激,往往可使气血顿生逆乱,故发病较急;而饮食失调、情志抑郁、劳倦过度等,大多是逐渐引起脏腑气血失和,所以一般发病较缓慢;外感寒湿之邪,因其性质属阴而沉滞,故发病也多缓慢。可见病邪对于发病的形式有重要影响。

3.1.2.3 影响发病部位

六淫之邪病,多从皮毛而入,其发病多在肌表;情志致病、饮食所伤,发病多从气血和脏腑开始。《灵枢·百病始生》云:"清湿袭虚,则病起于下;风雨袭虚,则病起于上""忧思伤心,重寒伤肺,忿怒伤肝;醉以入房,汗出当风,伤脾;用力过度,若入房汗出浴,则伤肾"。说明邪气对发病的部位有重要影响,即不同的病邪致病,其首发病位各不相同。

3.1.3 情志因素

情志是机体对外界刺激的客观反应,当喜则喜,当怒则怒,正常的情志反应不仅不为病,反而有益于身心健康。因情志是以脏腑的功能活动为基础,过于激烈的、持久的情志活动,则往往引起脏腑功能紊乱而发病。暴发性的情志障碍如暴怒、暴喜、暴忧、暴恐,气血突然逆乱,常可引起眩晕、心痛、中风、癫狂等疾病发生;长期忧思不解、情怀抑郁,常致气结不行,气血"一有拂郁,诸病生焉",如出现噎膈、呕吐、郁病、心悸、失眠、胸痹等病证。

3.1.4 行为因素

良好的行为习惯,是健康的重要保证。《素问·上古天真论》云:"食饮有节,起居有常,不妄作劳,故能形与神俱,而尽终其天年"。"逆于生乐",不良的行为习惯,即不良的生活方式是内科疾病发病的重要因素,例如嗜食肥甘厚味,加上贪逸少动,容易发生胸痹心痛病;不吃早餐,或长时间紧张工作,就容易发生胆胀、胃脘痛病;性生活不节或不洁,可导致阳痿、早泄;长期过量吸烟与肺癌发病有关,等等。行为因素对发病的影响,越来越被人们所认识,国际上已将行为因素引发的内科疾病,归属于不良生活方式影响的疾病,以提示人们对不良生活方式可以引发疾病加以重视。

3.1.5 时间因素

内科疾病的发生及其演变与年、季、月、日、时的阴阳盛衰消长变化和五行生克规律有着一定的内在联系。按运气学说观点,每年运气的太过或不及影响着发病,如《素问·气交变大论》云:"岁木太过,风气流行,脾土受邪,民病飧泄食减,体重烦冤,肠鸣腹支满。"四季气候主令不同,每季的常见病也不一样。春季多风、气温转暖,多发风病、热病;夏季炎热多雨,多病湿热、泻痢;秋季多燥、气温转凉,多发燥病、咳喘;冬季寒冷,多病肾虚、痹病。又如月相的周期变化也影响着人体的生理和发病,月满时血气充实,皮肤腠理致密,一般不易发病;月亏时人体气血较虚,体表卫气较疏薄,则邪气较易侵害肌体而发病。近年来,随着中医时间医学研究的深入,发现许多内科疾病的发病、转归、病死的时间分布有着明显的规律性。如肺胀发病或病情变化的高峰时间在冬季。就一日而言,大多疾病一般有旦慧、昼安、夕加、夜甚的变化规律。有些疾病则有特殊的变化规律,如哮喘发作的时间多在寅时。寅为肺经主时,此时足厥阴之气交于手太阴肺经,又为少阴肾经对应时。肺肾气虚,阳不能制阴,故哮喘患者多寅时发作或病情加重。

3.1.6 地域因素

内科疾病的发病与地域有密切的关系,不同地域的自然环境可使某些疾病的发病率不同。如通过全国流行病学调查,中风病发病率有从南向北逐渐增高的趋势。再如,我国北方高寒地区,气候寒冷,多病痹痛、哮喘等病;南方湖泊地区,气候炎热多雨,多病湿热、温病。久居潮湿之地,易患风湿、湿阻等病证。《诸病源候论·瘿候》说:"诸山黑土中,出泉流者,不可久居,常食令人作瘿病",指出瘿病的发生与水土有关。

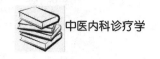

疾病发生以后,不会停留在一种状态,而是要发生传变,其传变规律除伤寒按六经,温病按卫气营血或三焦,内伤杂病按脏腑病机规律传变外,还存在"久病入络""久病入血""久病及肾"等传变规律。疾病发生以后,病理性质也会发生转化,如寒热转化、虚实转化、阴阳转化;疾病的转归有病情好转、痊愈或迁延、加重、死亡等多种形式。疾病的传变、转化、转归等病理变化,同样取决于正气与邪气之间的相互作用,一般规律是正能胜邪,疾病由里出表、由阴转阳、由虚转实、由重转轻,向着痊愈的方向转变;若正不胜邪,疾病则由表入里、由阳转阴、由实转虚、由轻转重,向着迁延不愈甚至死亡的方向发展。

3.2　中医内科疾病临床病机

3.2.1　外感病证

外感病证的病因为六淫病邪,或时行疫毒,从发病来看,中医强调正气存内,邪不可干,外邪作用于人体后是否发病,决定于机体正气与病邪相互抗争的结局,邪胜正并引起机体脏腑功能失常则发病。一般外感病邪侵入,大多由表入里,有相应的转化或传变过程,但也有旋即转成里证者。因外感病邪的性质和作用部位的不同,引起功能失调的脏腑和证候特征就有差异,于是发生不同的外感病证。因此,外感病证的基本病机为外邪侵袭,正邪相争,脏腑功能失常。如外邪袭表则肺卫不和而病感冒,湿困中焦则脾胃不和而病湿阻,湿热滞肠则腑气不和而病痢疾,邪犯少阳则枢机不利而病疟疾,正邪相争则常有寒热表现。

3.2.2　肺病证

肺病证的基本病机是由于感受外邪或痰浊等导致邪气壅阻,肺失宣肃,或劳倦久病等导致肺气阴亏虚,肺不主气。因肺失宣肃,故常见咳嗽、喘息等;因肺不主气,故常见短气、自汗、易感冒等;肺朝百脉,助心主治节,因肺气失调,不朝百脉,可引起心血的运行不利,而发为心悸、胸闷、唇甲紫暗等;肺能通调水道,因肺失宣肃,通调失职,可引起水肿、小便不利等。兹将肺病证中基本证候的病机阐述如下。

3.2.2.1　肺气亏虚

劳伤过度,病后元气未复,或久咳久喘耗伤肺气,或气的生化不足,以致肺气不足,肺气不足则肺失宣肃,肺不主皮毛,而出现咳而短气,声音低怯,恶风自汗。

3.2.2.2 肺阴亏耗

痨虫蚀肺,久病咳喘,气血亏耗,或燥热之邪犯肺,耗伤阴津,以致肺阴不足,阴不足则虚热内生,阴不足则肺失滋润而不能肃降,故见干咳少痰,或痰中带血,潮热盗汗等症。

3.2.2.3 寒邪犯肺

气候寒冷,衣服单薄,或贪凉饮冷而寒邪犯肺,肺为寒束则失于清肃,寒邪着于皮毛则卫表不和,故见咳嗽,咳痰清稀,恶寒发热等症。

3.2.2.4 邪热乘肺

可因外感风热,或寒郁化热,邪热上乘于肺,肺为清虚之脏,热邪蕴肺则肺失宣肃,故见咳嗽,喘逆,痰黄或黄白相兼,或痰有腥臭味等症。

3.2.2.5 痰浊阻肺

常因感受外邪,或久病咳喘,以致肺不布津,聚津为痰而阻于肺,或脾气亏虚,脾不输津,聚湿成痰,上渍于肺。肺为痰阻,宣肃失职,故见咳嗽痰多黏稠,气息急促,甚至倚息不得卧。

3.2.3 心脑病证

3.2.3.1 痰火扰心

情志所伤,五志过极化火,灼津为痰,或过食肥甘辛辣,痰热内蕴,引起痰火扰心或蒙蔽清窍,导致心悸、失眠、癫狂等。

3.2.3.2 饮遏心阳

久病脾肾阳虚,津液输布失常,停痰伏饮积于胸中,阻遏心阳,引起心悸,眩晕,脘痞,浮肿尿少等。

3.2.3.3 心血瘀阻

或由情志不遂,气滞血瘀,或因感受寒邪,寒凝血瘀,或为久病阳气亏虚,血运无力,而致瘀滞,引起心悸、胸痹心痛等。

3.2.3.4 脑脉受损

由于年老体虚,情志、饮食、劳倦所伤,引起气血逆乱,脑脉痹阻或血溢脑脉,或痰气损伤脑神,导致突发性神志障碍,或昏仆、偏瘫、抽搐等。

3.2.3.5 心气虚多

由禀赋薄弱,年老脏器虚衰,或久病体虚,伤耗心气,导致心失气之温养,引起心

悸,胸闷气短等;汗为心之液,心气虚失于固摄而自汗。

3.2.3.6 心血虚

或由失血之后,或思虑过度,阴血暗耗,或禀赋不足,阴血生化不足,引起心血虚失于滋养,表现为心悸、失眠、健忘等。

3.2.3.7 心阴虚多

由失血过多,或阴血生化不足,或久病心火亢盛,火盛伤阴,或房劳过度,伤耗肾阴,致阴血、阴精不足,阴不制阳而生内热,表现为心悸、心烦失眠、五心烦热等。

3.2.3.8 心阳虚多

由年老阳气虚衰,或久病伤阳,导致心失于阳气之温煦,而表现为心悸怔忡、心胸疼痛、汗出肢冷等。

3.2.3.9 脑髓空虚

或由禀赋不足,年老体虚;或因久病气血亏虚,肝肾不足,脑髓失养,渐致脑髓空虚,眩晕,耳鸣耳聋,健忘,痴呆等。

3.3 中医内科疾病症状

症状是疾病或证候的临床表现,是组成疾病或证候的临床要素,要进行辨证识病,必须从症状入手进行分析判断。内科疾病症状学是研究和描述症状的基本病机,症状的临床特征所反应的病机差异性和与相关症状、体征、舌脉组合出现时所反应的病机,从而为中医内科临床辨证诊病提供依据的一门学科。内科疾病常见症状很多,现择其主要症状就其症状学要点介绍于下。

3.3.1 发热

发热是他觉或自觉体温升高的一种症状,是内科疾病中常见症状之一,是机体正气与邪气相争,阴阳失调的一种病理反应。一般来说,有"阳盛则热"和"阴虚发热"两种基本病机。发热能耗气伤津,损害机体,甚至造成不良后果。发热的病因有外感和内伤;发热方式有急性发热、慢性发热;热势有微热、低热、高热、灼热等。发热的主要类型有如下几种:

急性发热:发热起病急,病程较短,通常热势较甚或伴恶寒,多为外感病邪所致。

慢性发热:发热起病缓,病程较长,低热多见,亦有高热者,以内伤发热最多。

发热恶寒:发热与恶寒同时存在,为外感表证的表现。

寒热往来:恶寒与发热交替出现,为邪在少阳,枢机不利的表现。

身热夜甚:发热以夜间为甚,若伴舌红绛,为营分发热或阴虚发热;若舌有瘀点瘀斑,多为瘀血发热。

潮热:每于午后或夜间发热,如潮汐之准时,多为阴虚发热或湿温发热的表现。

高热:又称壮热、蒸蒸发热,表现为肌肤灼热,体温多在39℃以上,多为外感发热,阳明经证的特点。

低热:一般体温在 37.2 ~ 38℃ 之间,多为气血阴亏,脏腑功能失调所致的内伤发热。

五心烦热:表现为手心、脚心发热和心烦,多为自觉发热,体温不一定升高,或时伴烘热感,多为阴虚发热或肝郁发热的表现。

3.3.2 咳嗽

咳嗽是肺气急促上逆,奔迫于声门发出"咳"样声响,常伴咯痰勺特征的一种症状,古有咳谓无痰而有声,嗽谓无声而有痰之分,实际难以截然划分。咳嗽是肺系疾病的主要症状,由肺气不清,失于宣肃,肺气上逆所致。其他脏腑功能失调导致肺气上逆也可出现咳嗽。咳嗽日久,也能耗损气津,损害机体,剧咳还会造成不良后果。咳嗽的病因有外感、内伤;咳嗽的发作有急性咳嗽、慢性咳嗽。临证时应了解咳嗽的时间、节律、性质、声音、伴随症状以及加重的有关因素。还需注意痰的有无和痰的色、质、量、气味。咳嗽有下列临床表现。

急性咳嗽,伴寒热症状者,多为外感所致,有风寒、风热、燥邪等病因。

慢性咳嗽,伴喘促、心悸、胁痛等症状者,多为内伤所致,由肺或其他脏腑病变所引起。

昼咳甚:咳嗽白天多于夜间,咳而急剧,多为外感咳嗽。

晨咳甚:早晨咳嗽阵发加剧,咳声重浊,痰出咳减者,多为痰湿或痰热咳嗽。

夜咳甚:黄昏或夜间咳嗽加剧,单声咳者,多为阴虚咳嗽;若咳嗽伴白色泡沫痰或粉红色痰,心悸气喘者,多为水饮凌心射肺所致。

咳声响亮,为实证咳嗽;咳声低怯,为虚证咳嗽;咳声重浊,为风寒或痰浊咳嗽。

咳声嘶哑:病势急而病程短者,为外寒内热即寒包火;病势缓而病程长者,为阴虚或气虚。

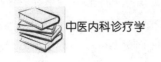

干咳少痰,多属燥热或阴虚;咳而痰多,多属痰湿或虚寒。

咳痰色白而稀薄者,属风、属寒;咳痰黄而稠者属热;咳痰白而黏者属阴虚、属燥;咳嗽喉痒,痰为泡沫状者,属风痰咳嗽;咳痰粉红呈泡沫样者属阳虚血瘀络伤;咳吐铁锈色痰或痰中带血或血痰,多为肺热或阴虚络伤;咯吐脓血腥臭痰,则为热壅血瘀之肺痈。

3.3.3　气喘

气喘又称喘息、喘逆,是呼吸气息急促,呼吸困难的一种临床症状,可出现于多种内科疾病过程中,其基本病机是各种原因导致肺气上逆、肾气失纳,病变涉及肺、肾和心、肝等脏腑,病理性质有虚、实、寒、热的不同。临床应了解呼吸气息的深浅、病程经过、年龄、体质、伴发症及舌脉特征等。

年轻体壮病气喘多为实喘;年老体虚病气喘多为虚喘。

新病过程中气喘,多实喘;久病过程中气喘,多虚喘。

热病过程中气喘,多实喘;大失血或大汗、大吐、大下后突然出现气喘,多属虚喘,甚至是元气败绝的危候。

喘而气盛息粗,呼吸深长,脉浮大滑数有力者为实喘;喘而气弱息微,呼吸浅表,慌张气怯,脉微弱或浮大中空者为虚喘。

喘而汗出,腹满身热,脉洪大有力者,为实热证;喘而汗出,汗出如油,面青肢冷,六脉似无,为元气欲脱之危候。

喘而痰嗽,为痰热或痰湿壅肺;喘而痰涌,喉中如拽锯,神昏厥逆者,为痰闭或肺失治节,百脉瘀阻的重症。

喘而以呼出为快,多病在肺;喘而以深吸为快,多病在肾;喘而夜甚不能平卧,伴咳泡沫痰者,多为水饮射肺;喘因情志诱发,多为肝郁犯肺。

3.3.4　口渴

口渴是自觉口干,渴欲饮水的一种自觉症状,为内科常见症状之一,其基本病机是津液不足或津液不能上潮于口所致。口渴的程度有口干、微渴、大渴、饮不解渴、渴不思饮。临床时应结合饮水的多少、喜冷饮热饮、伴发症如发热与否、口味异常、小便多少,尤其是舌苔厚薄、舌上津液多少等进行分析。

口不渴,津液未伤,为寒证或表证;口渴,津液已伤,为热证或里证。

渴喜凉饮,为热盛伤津;渴喜热饮,舌质淡者,为阳气虚,气不化津;渴不喜饮,口粘腻,舌苔腻者,为湿浊阻滞,津液不能上潮。

发热而渴者,热在气分;大热大渴大躁,脉洪大,为阳明经证;口渴舌燥,腹满便秘,为阳明腑实证;发热口渴,但渴不思饮,舌红绛者,为热在营分。

夜间口渴,多为阴津不足;口渴,但漱水不欲咽,舌上有青紫瘀斑者,为瘀阻,不能上布津液。

渴而口苦者,多为胆火内炽;渴而口酸者,多为木火伤津;渴而口咸者,多为肾水不足;渴而口甜,舌苔腻者,多为湿热。

渴而小便甜或小便浊,或善食易饥者,多为消渴病;烦渴脉数,小便不利,为热入膀胱,气化不利。

3.3.5　腹痛

腹痛是以腹部疼痛为痛苦的一种自觉症状,是内科常见症状之一。其基本病机是各种原因导致腹部气血不畅,不通则痛;或腹部脏腑失于气血的温煦濡养,因虚而疼痛。临床时应结合腹痛的部位、疼痛性质、发作缓急、持续时间、伴发症状等进行分析。

腹痛急发,多属实证;腹痛慢性发作,多属虚证。

腹痛隐隐,多属虚证;腹痛剧烈,多属实证。

腹痛喜温喜按,痛属虚寒;腹痛据按,按之痛甚,痛属实证。腹痛而腹软,多属虚证;腹痛而腹满硬,多属实证。寒凝腹痛,脉必沉迟;热积腹痛,脉必数大。

腹痛部位不固定,多为气滞腹痛;腹痛固定,痛如锥刺,多为瘀血腹痛。自胸至腹皆痛,脉沉而紧,苔黄腻者,为大小结胸症;大腹疼痛,多病太阴;痛连胁肋,肝脾不和;少腹疼痛,痛在厥阴;少腹硬满急痛,漱水不欲咽,或如狂喜忘,大便色黑,此蓄血腹痛;脐周阵发剧痛而腹柔软,或有吐下蛔虫者,多为虫痛。

3.3.6　胸痛

胸痛是以胸部疼痛为痛苦的一种自觉症状,为内科心、肺、肝系疾病的常见症状。其基本病机是病邪壅阻心胸血脉,气血不通而疼痛,一般为实证,病邪有寒、热、痰、瘀,但也有本虚标实证。临床时应分析疼痛的性质、牵连部位及伴随的症状等。

胸痛憋闷,有压榨感,多为气滞、痰阻;胸痛如刺,夜间为甚,多为血瘀阻滞。

胸痛连脘腹,手不可触者,寒热结胸;胸痛连胁,病在肝胆;胸痛痛连左手尺侧者,为胸痹心痛;胸痛痛引肩背,发热呕恶者,为肝胆湿热;胸痛痛连肩背,脉沉紧者,为寒凝心胸。

胸痛伴发热咳嗽,咳则痛甚,为肺热络伤;胸痛伴咳吐脓血痰,为肺痈;胸部隐痛,咳嗽无力,多为肺气虚弱,余邪未尽的肺热病后期,也可见于肺痨;胸痛伴心悸,病在

心;心胸卒然大痛,持续不解,面青肢冷,脉微细者,为心脉闭阻不通,特称"真心痛"以示危证。

3.3.7　饮食异常

饮食异常是指患者的食欲、食量改变的一种症状,可见于多种内科疾病,其中尤以脾胃疾病更为常见,其基本病机是脾胃的功能紊乱,运化失常。通过了解饮食情况,可以测知脾胃功能的强弱,判断疾病的轻重及预后。临床除应了解食欲、食量的异常外,还应结合其他症状一道分析。

纳呆食少:伴腹胀便溏,精神疲乏,舌淡者,为脾胃气虚。

纳呆脘闷:伴头身重困,便溏苔腻者,属湿邪困脾。

纳呆厌食:兼见嗳气酸腐,脘痛胀痛,苔厚腻浊者,为宿食停滞。

纳少厌油:兼恶寒发热者,为感冒所致;兼疲乏身困,胁肋胀痛,或有黄疸者,属肝胆湿热。

饥不欲食:兼见胃中嘈杂、灼热,舌红少苔脉细者,为胃阴不足,虚火内扰,若兼胸胁苦满或腹满,心烦喜呕,脉弦者,为少阳胆热或肝胃不和。

多食易饥:兼见口渴心烦者,多为胃火亢盛;兼大便溏泻者,多为胃强脾弱;若兼见消瘦多尿或尿有甜味者,则为消渴病之征。

喜食异物者,多为虫病之兆。

3.3.8　汗出异常

汗出异常是指非生理状态下的出汗或无汗,是内科疾病中较常见的症状之一。其基本病机是津液的生成、敷布失常所致。通过分析汗出异常的性质,有助于判断疾病的表里、寒热、虚实、阴阳和疾病的轻重等。临床时应了解汗量多少、汗的黏稠度、汗出时间、汗出部位及主要兼症等情况。

无汗:兼见恶寒重,发热轻,头身疼痛,脉浮紧者,为外寒束表;若在发热过程中无汗,兼皮肤干皱无弹性,舌红绛者,为邪热入营伤阴;若长期无汗,兼口、眼干燥或关节疼痛者,为燥证。

自汗:一般指日间汗出,动则益甚,兼见畏寒、神疲、乏力等症,属气虚、阳虚。

盗汗:是指病人睡时汗出,醒则汗止,常兼潮热、颧红等,多为阴虚内热,阴津被扰所致。

战汗:多见于热病过程中,寒热战栗,表情痛苦,几经挣扎,而后汗出者,常见于正邪交争之时,为疾病的转折点。如汗出后热退脉缓,是邪去正安,疾病好转的表现;如汗出后仍身发高热,脉来急疾,则是邪盛正衰,疾病恶化的表现。

汗出不畅:发热汗出不畅,身热不扬,汗出粘手,伴脘痞纳呆,舌苔黄腻,为湿热病。

大汗不已:兼见发热面赤,口渴饮冷,脉洪大者,为里热亢盛,蒸津外泄所致;冷汗淋漓,汗出粘手,兼见面色苍白,四肢厥冷,脉微欲绝者,乃阳气暴脱,津随阳泄之亡阳证。

但头汗出:即病人仅头部或头颈部出汗较多,余处无汗。兼见面赤心烦,口渴,舌红苔黄者,是上焦邪热循经上蒸所致;头面多汗,兼见头身困重,身热不扬,脘闷,苔黄腻者,是中焦湿热循经上蒸所致;若见头额汗出如油,四肢厥冷,气喘,脉微者,为虚阳上越,津随阳泄的危象。

半身汗出:是指病人仅半侧身体有汗,或为左侧或为右侧或为下半身有汗,而另一侧则经常无汗,无汗侧为患侧,多由经络阻闭,气血运行不周所致,可见于中风、痿病及截瘫等病人。

手足心汗,是指手足心出汗较多,多为脾胃有病或肝经郁热累及于脾,脾不主津,津淫于四末。

3.3.9　头晕

头晕是指病人自感头部发昏,周围景物好象在旋转,人有要跌倒的感觉,轻者闭目即止,重者不能站立,若兼眼花目眩者称为眩晕。头晕可见于外感或内伤疾病,其基本病机是风火痰瘀等病邪侵扰清窍或闭阻脑脉、或正虚脑失所养。临床时常结合伴随的症状进行分析。

头晕耳鸣:兼见面赤、口苦咽干,为肝阳上亢所致;兼见腰膝酸软,遗精健忘者,为肾精亏虚所致。

头晕目眩:兼寒热、口苦咽干,为外感少阳证;兼面色不华,心悸失眠,为气血亏虚;多在头项运动时发作,颈僵肩沉,甚则活动转侧受限,为三阳脉阻之项痹。

头晕头痛:恼怒加重者,为风阳、肝火上扰清窍;外伤所致,或舌有瘀点瘀斑者,为瘀血阻络。

头晕呕吐:舌苔白腻,或眼球震颤者,为痰浊上蒙。

3.3.10　乏力

乏力是指疲乏无力,为多种内科疾病的常见症状。其基本病机是气血亏虚或湿困阳气,肢体失于温煦濡养所致。临床时应结合相伴的症状进行分析。

乏力气短:伴汗出心悸,舌淡脉弱者,为气虚。

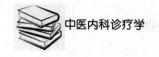

乏力身重:伴纳呆脘痞,苔腻脉濡者,为湿困;伴面色萎黄,便溏或稀便,食少腹胀者,为脾虚夹湿。

乏力头晕:伴面色不华,心悸气短者,为气血亏虚;伴腰膝酸软,目眩耳鸣者,为肝肾亏虚。

乏力身黄:伴纳呆呕恶,腹胀或胁痛,苔黄腻者,为肝胆湿热。

4 中医内科常见疾病治疗

4.1 中医内科疾病治疗学

治疗学是研究疾病的治疗原则、治疗方法和手段的一门实用学科。治疗原则是在中医基本理论和辨证论治精神指导下制定的,对疾病治疗的立法、选方、用药等具有指导意义的法则。治疗方法则从属于治疗原则,包括在治疗原则指导下制定的对某一疾病的治疗大法和对某一证候的具体治法。前者如汗、吐、下、和、温、清、补、消等法,后者如清热化湿、理气止痛、辛凉解表、益气活血等法。治疗手段则指与治疗有关的药物、给药途径及其治疗器具等。

4.1.1 治疗原则

4.1.1.1 治病宜早

治病宜早有两层意思:一是早期治疗,轻病防重,即疾病的早期应及时治疗,防止病情发展。一般情况下,疾病的发展总是由轻到重,由比较单纯到错综复杂。疾病的早期,机体正气比较盛,及时地予以早期治疗,容易收到较好的疗效,能尽快地解除病人的疾苦。否则,随着疾病的发展,病情复杂多变,虚实互见,寒热错杂,给治疗带来许多困难,甚至产生严重的后果。正如《素问·阴阳应象大论》说:"邪风之至,疾如风雨,故善治者治皮毛,其次治肌肤,其次泊筋脉,其次治六腑,其次治五脏。治五脏者,半死半生也。"《素问·八正神明论》又说:"上工救其萌芽……下工救其已成,救其已败",即不仅把早期治疗视作应该遵循的基本治疗原则,也把它作为衡量医生服务态度和业务水平的一个标准。

二是预治其疾病将影响的脏腑气血等,即治疗"务在先安未受邪之地",这一精神又称"治未病"。脏腑经络是相互联系的,疾病也是不断变化的,机体某一部位发生病变,必然要向相邻的部位或有关脏器发生传变。这种传变一般是有规律的,如《素问·玉机真藏论》指出:"五脏受气于所生,传之于其所胜,气舍于其所生,死于其所不

胜。"治未病的原则,就是要求医生根据疾病的传变规律,从全局的观点、动态的观点,对可能受到传变的脏器和可能受到影响的气血津液,采取预防性的治疗措施,阻断和防止病变的转移、扩大和传变,把病变尽可能控制在较小的范围内,以利于病变的最终治愈。如《金匮要略》"见肝之病,知肝传脾,当先实脾"的治法,即体现了这一治疗精神。

4.1.1.2 标本缓急

标本,是指疾病的主次本末。一般认为,标是疾病的枝节和表象,本是疾病的本质,证候是标,病机是本。缓急有两义:一为病证缓急,指病证的发展速度和危害性;二为治疗缓急,指治疗应有计划、有步骤地进行。这里主要指治疗有缓急原则,《素问·至真要大论》说:"病有盛衰,治有缓急",何病急治,何证缓治,何方先施,何药后用,是施治前须综合考虑的问题,"否则前后不循缓急之法,虑其动手便错"。决定治疗先后步骤的因素是标本,一般按照"急则治其标,缓则治其本,标本俱急者,标本同治"的原则进行治疗。

急则治其标是指在疾病的发展过程中,如果出现了紧急危重的证候,影响到病人的安危时,就必须先行解决危重证候。如脾虚所致的鼓胀,则脾虚为本,鼓胀为标,但当鼓胀加重,腹大如釜,二便不利,呼吸困难时,就应攻水利尿,俟水去病缓,然后再健脾固本。

缓则治其本是指一般病情变化比较平稳,或慢性疾病的治疗原则。如阴虚燥咳,则燥咳为标,阴虚为本,在热势不甚,无咯血等危急症状时,当滋阴润燥以止咳,阴虚之本得治,则燥咳之标自除。

标本兼治是指标本俱急的情况下,必须标本同治,以及标急则治标,本急则治本的原则。如见咳喘、胸满、腰痛、小便不利、一身尽肿等症,其病本为肾虚水泛,病标为风寒束肺,乃标本俱急之候,所以必须用发汗、利小便的治法,表里双解。如标证较急,见恶寒、咳喘、胸满而二便通利,则应先宣肺散寒以治其标;如只见水肿腰痛、二便不利,无风寒外束而咳嗽轻微,则当以补肾通利水道为主,治其本之急。

4.1.1.3 扶正祛邪

扶正指采用如益气、养血、滋阴、助阳等种种有助于扶持、补益正气的治疗方法;祛邪指采用如发表、攻下、渗湿、利水、消导、化瘀等种种有助于祛除、消灭病邪的治疗方法。

疾病的过程,在某种意义上可以说是正气与邪气相争的过程,邪胜于正则病进,正胜于邪则病退。治疗上扶持正气有助于抗御、祛除病邪,而祛除病邪有助于保存正气和正气的恢复。

因此,扶正祛邪的治疗原则旨在改变邪正双方力量的对比,使之有利于疾病向痊愈转化。在一般情况下,扶正适用于正虚邪不盛的病证,而祛邪适用于邪实而正虚不甚的病证。扶正祛邪同时并举,适用于正虚邪实的病证,但具体应用时,也应分清以正虚为主,还是以邪实为主,以正虚较急重者,应以扶正为主,兼顾祛邪;以邪实较急重者,则以祛邪为主,兼顾扶正。若正虚邪实以正虚为主,正气过于虚弱不耐攻伐,倘兼以祛邪反而更伤其正,则应先扶正后祛邪;若邪实而不甚虚,或虽邪实正虚,倘兼以扶正反会助邪,则应先祛邪后扶正。总之,应以扶正不留邪,祛邪不伤正为原则。

4.1.1.4 脏腑补泻

内科疾病无论外感病还是内伤病、躯体病还是脏腑病都是以脏腑为中心的病变,因此扶正祛邪离不开脏腑补泻,补即是扶正,泻即是祛邪。脏腑补泻的治则,有直接对某脏腑进行补泻,如肺病直接补肺、泻肺的治法;和间接对脏腑进行补泻,如肺病采用补脾、泻肝的治法。间接补泻法,是充分利用脏腑间的生克表里、阴阳消长等相互联系,相互影响的机理对.脏脏进行补泻。大体有虚则补其母,实则泻其子;壮水制阳,益火消阴;泻表安里,开里通表,清里润表等治则。

(1)虚则补其母、实则泻其子

虚则补其母是指当某脏虚衰时,除直接补益该脏外,应注意补益其母脏,使母能生子,该脏得到尽快的恢复。如肺气不足,经常感冒、汗出、咳嗽等,除直接补肺外,重视补脾,使土能生金,则肺虚能尽快得到康复。

实则泻其子是指某脏之病因子实引起时,除直接泻该脏外,泻其子脏也是重要的治法。

如肝火偏盛,影响肾的封藏功能,而致遗精梦泄,在治疗上就应清泻肝火之实,使肝火得平,则肾的封藏功能也就恢复,遗精梦泄可随之而愈。

(2)壮水制阳、益火消阴

壮水制阳是指采用滋阴壮水的治法,治疗一般寒凉治法不能控制的阳亢证,适用于因肾阴不足不能制阳引起的一系列阳亢证。如头晕目眩,舌燥喉痛,虚火牙痛等症,非因阳亢实证,须用咸寒之品如六味地黄丸之属滋肾水以制虚阳。滋水涵木以抑肝阳上亢的治法,也是由此治则而派生的。

益火消阴是指采用补益命门之火的治法,治疗一般温热治法不能控制的阴寒证,适用于肾之真阳不足所引起的阳虚内寒证。如畏寒怯冷,腰痛腿软,小腹拘急,小便清

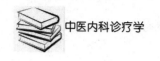

长或夜尿多,水肿等症,非因一般生冷寒凉所致的寒实证,须用温补肾阳之剂如金匮肾气丸之属益火之源以消阴翳才能控制此类阴寒虚证。

(3)泻表安里、开里通表、清里润表

这是将脏腑的表里关系运用于治疗上的治则。适用于脏与腑之间表里俱病的情况。如肺与大肠互为表里,当阳明实热,大便燥结而致肺气壅阻时,只从肺治很难见效,就可采用凉膈散泻表(大肠)而安里(肺)。又如肺气壅阻不宣,致大便燥结者,只从大肠施治,亦难见效,在治疗上就可采用瓜蒌桂枝汤加减以开里(肺)通表(大肠)。再如肺阴虚而生燥,津液被耗所致大便秘结,在治疗上就可采用二冬汤加减以清里(肺)润表(大肠)。

4.1.1.5 异法方宜

异法方宜治则,指治疗疾病不能固守一法,对不同的个体、时间、地域等情况应采取不同的治疗方法,方为适宜。这种因人、因时、因地制宜的治疗原则,是具体问题具体分析,是治病的原则性与灵活性相结合。

(1)因人制宜

根据病人的性别、年龄、体质等不同特点,来考虑治疗用药的原则,称"因人制宜"。如不同性别,妇女区别于男性,有月经、怀孕、产后等生理特点,治疗用药必须加以考虑。年龄不同,生理机能及病变特点亦有差别,老年人血气虚少,机能减退,患病多虚证或正虚邪实,虚证宜补,而邪实须攻者亦应慎重,以免损伤正气。不同体质间有强弱、偏寒偏热之分,以及有无宿疾的不同,所以虽患同一疾病,治疗用药亦应有所区别,阳热之体慎用温补,阴寒之体慎用寒凉等。

(2)因时制宜

四时气候的变化,对人体的生理功能、病理变化均产生一定的影响,根据不同季节的时令特点,以考虑用药的原则,称"因时制宜"。如春夏季节,阳气升发,人体腠理疏松发散,治疗应避免开泄太过,耗伤气阴;而秋冬季节,阴盛阳衰,人体腠理致密,阳气敛藏于内,此时若病非大热,应慎用寒凉之品,以防苦寒伤阳。

(3)因地制宜

根据不同地区的地理环境特点,来考虑治疗用药的原则,称"因地制宜"。如我国西北地区,地势高而寒冷少雨,故其病多燥寒,治宜辛润;东南地区,地势低而温热多雨,其病多湿热,治宜清化。说明地区不同,患病亦异,治法应当有别,即使患有相同病证,治疗用药亦应考虑不同地区的特点。如辛温发表药治外感风寒证,在西北严寒地区,药量可以稍重,而东南温热地区,药量就应稍轻。

4.1.2 常用治法

4.1.2.1 解表法

解表法是通过发汗,开泄腠理,逐邪外出的一种治法,又称汗法。解表法广泛适用于邪遏肌表的病证。

(1)适用范围

①解表。通过开泄腠理,可以祛除表邪,解除表证。因表证有表寒、表热之分,所以汗法又有辛温、辛凉之别。

②透疹。通过发散,可以透发疹毒,故麻疹初期,疹未透发或透发不畅,均可用汗法,使疹毒随汗出而透发于外。透疹之汗法;宜辛凉,忌辛温。

③祛湿。通过发汗,可祛风除湿,故外感风寒而兼有湿邪者,以及风湿痹证,均可酌用汗法。

④消肿。通过宣发散邪,可驱水外出而消肿,此即宣肺利水以消肿,故汗法可以用于水肿实证而兼有表证者。

(2)注意事项

①凡剧烈吐下之后,以及淋家、疮家、亡血家等,原则上都在禁汗之列。

②发汗应以汗出邪去为度,不宜过量,以防汗出过多,伤阴耗阳。

③发汗应因时因地因人制宜。暑天发热,汗之宜轻,冬令寒冷,汗之宜重;西北严寒地区,用量可以稍重,东南温热地区,药量就应稍轻;体虚者,汗之宜缓,体实者,汗之可峻。

④表证兼有其他病证,汗法又当配用其他治法。兼气滞者,当理气解表;兼痰饮者,当化饮解表;兼气虚者,当益气解表;兼阳虚者,当助阳解表;兼血虚者,当养血解表;兼阴虚者,当滋阴解表。

4.1.2.2 清热法

清热法,是运用具有清热作用的寒凉药物,以治疗热性病证的一种治法,又称清法。清热法广泛应用于温热病邪所引起的各种病证。

(1)适用范围

①清气分热:适宜于邪入气分,里热渐盛,出现发热,不恶寒而恶热,汗出,口渴,烦躁,苔黄,脉洪大或数的证候。

②清营凉血:适用于邪热入于营分,神昏谵语,或热入血分,见舌红绛,脉数,及吐血、衄血、发斑等症。

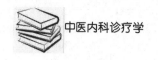

③清热解毒:适用于热毒诸证,如温疫、温毒及火毒内痈等。

④清脏腑热:适用于邪热偏盛于某一脏腑,或某一脏腑的功能偏亢而发生各种不同的里热证候。

(2)注意事项

①注意寒热真假。阴盛格阳的真寒假热证,命门火衰的虚阳上越证,均不可用清热法。

②表邪未解,阳气被郁而发热者禁用;体质素虚,脏腑虚寒者禁用;因气虚而引起虚热者慎用。

③由于热必伤阴,进而耗气,因此尚须注意清法与滋阴、益气等法配合应用。一般苦寒清热药多性燥,易伤阴液,不宜久用。

④如热邪炽盛,服清热药,入口即吐者,可于清热剂中少佐辛温之姜汁,或凉药热服,是反佐之法。

4.1.2.3 攻下法

攻下法是通过通便、下积、泻实、逐水以攻逐邪实,荡涤肠胃,排除积滞的治法,又称下法。下法广泛应用于燥屎、积滞、实热及水饮等里实证。

(1)适用范围

因证候不同,可分为寒下、温下、润下及逐水等法。

①寒下适用于里热积滞实证,有下燥屎、泻实热等作用。

②温下适用于脏腑间寒冷积滞的里寒实证,有温里逐寒泻实的作用。

③润下适用于热盛伤津,或病后津亏,或年老津涸,或产后血虚的便秘等。

④逐水适用于水饮停蓄胸胁,以及水肿、鼓胀等病证邪气过盛者。

(2)注意事项

①攻下法适用于里实证,误用之易损伤正气。凡邪在表或邪在半表半里一般不可下;阳明病腑未实者不可下;高年津枯便秘,或素体虚弱,阳气衰弱而大便艰难者,不宜用峻下法;妇女妊娠或行经期间,皆应慎用下法。

②下法以邪去为度,不宜过量,以防正气受伤。如大便已通,或痰、瘀、水、积已随泻解,则减量或停用下剂。

4.1.2.4 和解法

和解法是通过调和、协调的方式治疗表里间、脏腑间病变的治法,又称和法。和法的内容非常丰富,应用也很广泛,习惯上将和解少阳、调和肝脾、调理胃肠视为和法的应用范围。

（1）适用范围

①和解少阳：适用于邪在半表半里的少阳证。症见寒热往来，胸胁苦满，心烦喜呕，口苦咽干，苔薄，脉弦等。

②调和肝脾：适用于肝脾不调，情志抑郁，胸闷不舒，胁肋疼痛，脘痞食少，腹泻等证。

③调理胃肠：适用于胃肠功能失调，寒热夹杂，升降失司而出现的脘腹胀满，恶心呕吐，腹痛或肠鸣泄泻等证。

（2）注意事项

①凡病邪在表未入少阳、邪已入里之实证及虚寒证，原则上均不宜用和法。

②邪入少阳，病在半表半里，但有偏表偏里，偏寒偏热之不同，临证宜适当增损，权变用之。

4.1.2.5　温里法

温里法是使用温热类药物祛除寒邪和补益阳气的一种治法，又称温法。温法广泛应用于寒邪中脏，凝滞经络，阳气衰微等证，从而达到补益阳气而祛邪治病的目的。

（1）适用范围

①温中祛寒：适用于寒邪直中脏腑，或阳虚内寒而出现身寒肢冷，脘腹冷痛，呕吐泄泻，舌淡苔白，脉沉迟等。

②温经散寒：适用于寒邪凝滞经络，血行不畅而见四肢冷痛，肌肤僵硬，肤色紫暗，关节不利，疝瘕疼痛或面青，舌有瘀斑，脉细涩等。

③回阳救逆：适用于疾病发展到阳气衰微，阴寒内盛而见四肢逆冷，恶寒蜷卧，下利清谷，冷汗淋漓，脉微欲绝等。

（2）注意事项

①凡热伏于里，热深厥深，形成真热假寒者；内热火炽而见吐血、尿血、便血者；素体阴虚；舌质红，咽喉干燥者；挟热下利，神昏气衰，形瘦面黑，状如槁木，阴液虚脱者，原则上均不可用温法。

②由于温法的方药多燥烈，易耗伤阴津，故应用温药不宜太过，中病即止，若非急救回阳，宜少用峻剂重剂。

③若纯因寒邪致病，当专用温剂散寒；若因虚而生寒，则宜甘温与温补并用。

4.1.2.6　补益法

补益法是用具有补益作用的药物，治疗人体阴阳气血之不足或某一脏腑之虚损的

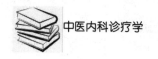

治法,又称补法。补法广泛适用于阴、阳、气、血、津液及脏腑等各种虚证。

（1）适用范围

①补气适用于气虚的病证,如倦怠乏力,呼吸短促,动则气喘,面色㿠白,食欲不振,便溏,脉弱或虚大等。

②补血适用于血虚的病证,如头晕眼花,耳鸣耳聋,心悸失眠,面色无华,脉细数或细涩等。

③补阴适用于阴虚的病证,如口干,咽燥,虚烦不眠,便秘,甚至骨蒸潮热,盗汗,舌红少苔,脉细数等。

④补阳适用于阳虚的病证,如畏寒脚冷,冷汗虚喘,腰膝酸软,泄泻水肿,舌胖而淡,脉沉而迟等。

（2）注意事项

①凡实证而表现虚证假象者禁补。

②因气为血帅,血为气母。补气补血不能截然划分,补气时佐以养血,血充有助益气;补血时佐以益气,气旺可以生血。

③因阴阳互根,补阴补阳亦不应截然划分,当宗张景岳"善补阳者,必于阴中求阳;善补阴者,必于阳中求阴"之旨。

④根据五脏虚损不同,应分别脏腑确定补益,因脾为后天之本,气血生化之源,肾为先天之本,藏元阴元阳,故五脏之中应重点补益脾、肾两脏。

⑤养血滋阴时,注意勿壅滞脾胃;益气助阳时,注意勿化燥伤阴。

4.1.2.7　消导(消散)法

即通过消导和散结,使积聚之实邪渐消缓散的一种治法,又称消法。消法广泛应用于饮食停滞,癥积肿块,痰核瘰疬,结石疮痈等病证。

（1）适用范围

①消食导滞适用于饮食积滞而见胸脘痞闷,嗳腐吞酸,腹胀或泄泻等症。

②消石散结适用于胆结石及泌尿系结石的一类病证。

③消瘤软坚用化痰软坚等药物治疗瘿瘤肿块等病证。

④利水消肿用利小便等方法消散水肿一类病证。

（2）注意事项

①对癥积、结石、痰核、瘿瘤等病证的治疗只能渐消缓散,切不可峻猛急攻,急于求成,否则积未消而正已伤。

②久用消法会耗损人体正气,应适时佐以扶正治疗。

③消法屑攻邪之法,对气血虚弱、脾肾虚寒者应慎用。

4.1.2.8　理气法

理气法是调理气机的一种治法。适用于气机失调的病证。

(1)适用范围

①行气解郁法主要适用于肝气郁结引起的气滞病证。

②降气平逆法主要适用于肺胃失降引起的气逆病证。

③益气升阳法主要适用于脾气不升而引起的气陷病证,常与补气健脾法合用。

(2)注意事项

①使用理气法应辨清虚实,如应补气而误用行气,则其气更虚;当行气而误用补气,则其滞愈增。

②理气药物多为香燥苦温之品,如遇气郁而兼阴液亏损者,应当慎用。

4.1.2.9　理血法

即通过调理血分治疗瘀血内阻和各种出血的一种治法。

(1)适用范围

①活血(祛瘀)法适用于血行不畅或瘀血内阻所致的一类病证。

②止血法适用于各种出血病证,如咯血、衄血、吐血、便血、尿血等。

(2)注意事项

①气滞则血瘀,气行则血行,活血祛瘀法可配合理气法同用,以加强活血化瘀的作用。

②血得温则行,遇寒则凝,故可配伍温经散寒法,以增强活血化瘀的功效。

③活血化瘀法,对孕妇不宜应用。

④出血的病证,有血热妄行和气不摄血之分,前者宜凉血止血,后者宜益气摄血。

⑤应用止血法要防止止血留瘀之弊。除急性大出血须速止血外,一般可在止血剂中佐以少量活血之品,以达血止而不留瘀之效。

4.1.2.10　固涩法

固涩法是通过收敛固涩,控制气血津精滑脱的一种治法,又称涩法。

(1)适用范围

①固表敛汗法适用于表虚不固的多汗证,无论自汗、盗汗,皆可固表敛汗。

②涩肠止泻法适用于脾阳虚弱或脾肾阳衰,以致久泻(或久痢)不止,大便滑脱不禁的病证。

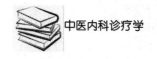

③涩精止遗法适用于肾气虚弱、精关不固的遗精、滑精和肾气虚弱,膀胱失约的尿频、遗尿等病证。

④固脱法适用于大吐大泻、大失血、热病后期、久病衰竭所致之气脱、阴脱、阳脱等危在顷刻之险证。

(2)注意事项

①本法为正气内虚,滑脱不禁的病证而设,凡热病汗出,痢疾初起,伤食泄泻,火动遗精等,均不宜应用。

②本法非治本之法,故应审证求因,标本兼顾,如阳虚自汗,应收敛与补气温阳并用;阴虚盗汗,应收敛与滋阴同用。

4.1.2.11　开窍法

开窍法是通过开闭通窍以苏醒神志为主的一种治法。

(1)适用范围

①凉开法适用于热邪内陷心包之证,临床表现除见神昏、谵语外,同时伴有高热、面赤、烦躁、舌红、脉数等。

②温开法是温通气机、辟秽、化痰以开窍的一种治法,主要适用于中风阴闭、痰厥、气厥等所致的突然昏倒,牙关紧闭,神昏,苔白,脉迟等。

(2)注意事项

①开窍法多适用于邪实神昏的闭证,但临证还应结合病情,适当选用清热、通便、凉肝、熄风、辟秽等法。

②开窍剂的剂型大多是丸、散等成药,以便急救时立即应用,亦有制成注射液者,发挥作用更快。开窍剂都含有芳香挥发药物,应吞服、鼻饲或注射,不宜加热煎服。

4.2　外感病症

4.2.1　感冒

4.2.1.1　辨证要点

辨风寒感冒与风热感冒。感冒常以风夹寒、夹热而发病,因此临床上应首先分清风寒、风热两证。二者均有恶寒、发热、鼻塞、流涕、头身疼痛等症,但风寒证恶寒重发热轻,无汗,鼻流清涕,口不渴,舌苔薄白,脉浮或浮紧;风热证发热重恶寒轻,有汗,鼻流浊涕,口渴,舌苔薄黄,脉浮数。

辨普通感冒与时行感冒。普通感冒呈散发性发病,肺卫症状明显,但病情较轻,全身症状不重,少有传变;时行感冒呈流行性发病,传染性强,肺系症状较轻而全身症状显著,症状较重,且可以发生传变,入里化热,合并它病。

辨常人感冒与虚人感冒。普通人感冒后,症状较明显,但易康复。平素体虚之人感冒之后,缠绵不已,经久不愈或反复感冒。在临床上还应区分是气虚还是阴虚。气虚感冒者,兼有倦怠乏力,气短懒言,身痛无汗,或恶寒甚,咳嗽无力,脉浮弱等症。阴虚感冒者,兼有身微热,手足心发热,心烦口干,少汗,干咳少痰,舌红,脉细数。

4.2.1.2 治疗原则

解表达邪:感冒由外邪客于肌表引起,应遵循《素问·阴阳应象大论》"其在皮者,汗而发之"之意,采用辛散解表的法则,祛除外邪,邪去则正安,感冒亦愈。解表之法应根据所感外邪寒热暑湿的不同,而分别选用辛温、辛凉、清暑解表法。时行感冒的病邪以时行病毒为主,解表达邪又很重视清热解毒。

宣通肺气:感冒的病机之一是肺失宣肃,因此宣通肺气有助于使肺的宣肃功能恢复正常,肺主皮毛,宣肺又能协助解表,宣肺与解表相互联系,又协同发挥作用。

照顾兼证:虚人感冒应扶正祛邪,不可专事发散,以免过汗伤正。病邪累及胃肠者,又应辅以化湿、和胃、理气等法治疗,照顾其兼证。

4.2.1.3 分证论治

(1)风寒感冒

症状:恶寒重,发热轻,无汗,头痛,肢节酸疼,鼻塞声重,时流清涕,喉痒,咳嗽,痰吐稀薄色白,舌苔薄白,脉浮或浮紧。

治法:辛温解表,宣肺散寒。

方药:荆防败毒散。

本方以荆芥、防风解表散寒;柴胡、薄荷解表疏风;羌活、独活散寒除湿,为治肢体疼痛之要药;川芎活血散风止头痛;枳壳、前胡、桔梗宣肺利气;茯苓、甘草化痰和中。风寒重,恶寒甚者,加麻黄、桂枝,头痛加白芷,项背强痛加葛根;风寒夹湿,身热不扬,身重苔腻,脉濡者,用羌活胜湿汤加减;风寒兼气滞,胸闷呕恶者,用香苏散加减;表寒兼里热,又称"寒包火",发热恶寒,鼻塞声重,周身酸痛,无汗口渴,咽痛,咳嗽气急,痰黄黏稠,或尿赤便秘,舌苔黄白相兼,脉浮数,解表清里,用双解汤加减。

风寒感冒可用成药如午时茶、通宣理肺丸等,轻证亦可用生姜10克,红糖适量,煎

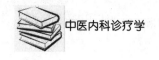

水服用。

（2）风热感冒

症状：发热，微恶风寒，或有汗，鼻塞喷嚏，流稠涕，头痛，咽喉疼痛，咳嗽痰稠，舌苔薄黄，脉浮数。

治法：辛凉解表，宣肺清热。

方药：银翘散。

本方以金银花、连翘辛凉透表，兼以清热解毒；薄荷、荆芥、淡豆豉疏风解表，透热外出；桔梗、牛蒡子、甘草宣肺祛痰，利咽散结；竹叶、芦根甘凉轻清，清热生津止渴。发热甚者，加黄芩、石膏、大青叶清热；头痛重者，加桑叶、菊花、蔓荆子清利头目；咽喉肿痛者，加板蓝根、玄参利咽解毒；咳嗽痰黄者，加黄芩、知母、浙贝母、杏仁、瓜蒌壳清肺化痰；口渴重者，重用芦根，加花粉、知母清热生津。

时行感冒，呈流行性发生，寒战高热，全身酸痛，酸软无力，或有化热传变之势，重在清热解毒，方中加大青叶、板蓝根、蚤休、贯众、石膏等。

风热感冒可用成药银翘解毒片（丸）、羚翘解毒片、桑菊感冒冲剂等。时行感冒用板蓝根冲剂等。

（3）暑湿感冒

症状：发生于夏季，面垢身热汗出，但汗出不畅，身热不扬，身重倦怠，头昏重痛，或有鼻塞流涕，咳嗽痰黄，胸闷欲呕，小便短赤，舌苔黄腻，脉濡数。

治法：清暑祛湿解表。

方药：新加香薷饮。

本方以香薷发汗解表；金银花、连翘辛凉解表；厚朴、扁豆和中化湿。暑热偏盛，加黄连、青蒿、鲜荷叶、鲜芦根清暑泄热；湿困卫表，身重少汗恶风，加清豆卷、藿香、佩兰芳香化湿宣表；小便短赤，加六一散、赤茯苓清热利湿。

暑湿感冒或感冒而兼见中焦诸症者，可用成药藿香正气丸（片、水、软胶囊）等。

（4）体虚感冒

年老或体质素虚，或病后，产后体弱，气虚阴亏，卫外不固，容易反复感冒，或感冒后缠绵不愈，其证治与常人感冒不同。

气虚感冒素体气虚者易反复感冒，感冒则恶寒较重，或发热，热势不高，鼻塞流涕，头痛，汗出，倦怠乏力，气短，咳嗽咯痰无力，舌质淡苔薄白，脉浮无力。治法为益气解表，方用参苏饮加减。药物以人参、茯苓、甘草益气以祛邪；苏叶、葛根疏风解表；半夏、陈皮、桔梗、前胡宣肺理气、化痰止咳；木香、枳壳理气调中；姜、枣调和营卫。表虚自汗者,加黄芪、白术、防风益气固表;气虚甚而表证轻者,可用补中益气汤益气解表。凡气虚易于感冒者,可常服玉屏风散,增强固表卫外功能,以防感冒。

阴虚感冒阴虚津亏,感受外邪,津液不能作汗外出,微恶风寒,少汗,身热,手足心热,头昏心烦,口干,干咳少痰,鼻塞流涕,舌红少苔,脉细数。治法为滋阴解表,方用加减葳蕤汤加减。方中以白薇清热和阴,玉竹滋阴助汗;葱白、薄荷、桔梗、豆豉疏表散风;甘草、大枣甘润和中。阴伤明显,口渴心烦者,加沙参、麦冬、黄连、天花粉清润生津除烦。

4.2.2 外感发热

4.2.2.1 辨证要点

热型在一定程度上可以反映外感发热的病位、病势、病邪性质等,因此外感发热的辨证要点是辨识热型。

发热恶寒指发热与恶寒同时存在,体温多在39℃以上,提示病证在卫表。

壮热指但热不寒,且热势很盛,体温在39~40℃之间,甚至更高,一日之内波动很小,高热不退,持续时间达数天或更长。多见于气分发热、肺系邪热及暑热病邪所致发热。

寒热往来指恶寒与发热交替出现,寒时不热,热时不寒,一日数次发作。提示病位在少阳、肝胆,或由疟邪所致的病证。

潮热指热势盛衰起伏有时,如潮汛一般。外感之潮热,多属实证,热势较高,热退不净,定时又复升高,多见于阳明腑实证、湿温证以及热入营血证等。

不规则发热指发热持续时间不定,热势变动并无规律,见于时行感冒、风湿热所感等。

4.2.2.2 治疗原则

"热者寒之",外感发热以清热为治疗原则,根据病邪性质、病变脏腑、影响气血津液的不同,又有清热解毒、清热利湿、通腑泻下、清泻脏腑、养阴益气等治法,以达清除邪热、调和脏腑之目标。

清热解毒:选用具有解毒作用的清热药物来治疗外感发热,此法为治疗外感发热的主法,可应用于外感发热的各个阶段,是顿挫热毒,防止传变的关键,也是退热保阴的重要措施。此法常与清脏腑、除湿、凉血等法配合应用。

清热利湿:选用苦寒清热药与清利小便等药配伍,达到湿去热清的目的,常用于湿热病邪引起的脾胃、肝胆、肠道、膀胱等处的外感发热病。

通腑泻下:采用泻下与清热相结合的一种方法,是法通过泻下以去积、利气、排毒,釜底抽薪,顿挫热势,从而达到泻热存阴之目的。尤其适用于热积胃肠、阳明腑实证。

清泻脏腑:利用药物的归经,选用对相应脏腑有清热作用的方药,以达到清肺、清胃、清肝、清胆等目的。

养阴益气:因本法不能直接祛外邪除实热,因此常与清热解毒、清营凉血等其他清热法配合应用于外感发热,以达到扶正祛邪的目的。主要适用于热病中有阴伤气耗者,外感热病后期应用最多,在热势炽盛时亦有配伍应用者,如白虎加人参汤、增液承气汤即是其例。

随疫毒进入营血分所形成的不同证候,外感发热还有清热凉血、清热止血、清热活血、清营开窍、清热熄风等治法。

4.2.2.3 分证论治

(1)卫表证

症状:发热恶寒,鼻塞流涕,头身疼痛,咳嗽,或恶寒甚而无汗,或口干咽痛,或身重脘闷,舌苔薄白或薄黄,脉浮。

治法:解表退热。

方药:荆防败毒散、银翘散。

外感发热初起,病邪尚未入里化热,或疫毒热邪暂居卫表,正邪相争的病机及其症状,与感冒颇为相似,二者很难区别,只有在治疗中动态观察才能鉴别。此时仍按感冒的各种治法进行辨证论治,风寒证选用荆防败毒散为主方,风热证选用银翘散为主方。

(2)肺热证

症状:壮热胸痛,咳嗽喘促,痰黄稠或痰中带血,口干,舌红苔黄,脉数。

治法:清热解毒,宣肺化痰。

方药:麻杏石甘汤。

本方重用辛寒之石膏,合麻黄共奏清里达表,宣肺平喘之效;杏仁、甘草化痰利气。常加银花、连翘、黄芩、鱼腥草、蒲公英等加强清热解毒,加金荞麦、葶苈子、前胡、浙贝母泻肺涤痰。胸痛甚者,加郁金、瓜蒌、延胡索通络止痛。痰涌便秘者,加大黄、芒硝通腑泻热。

(3)胃热证

症状:壮热,口渴引饮,面赤心烦,口苦口臭,舌红苔黄,脉洪大有力。

治法:清胃解热。

方药:白虎汤。

本方以生石膏配知母,清胃泻火;粳米、甘草和胃生津。可加金银花、连翘、黄连、芦根清热解毒。若大便秘结者,加大黄、芒硝通腑泻热。若发斑疹者,加犀角(水牛角)、玄参、丹皮清热凉血。

(4)腑实证

症状:壮热,日晡热甚,腹胀满,大便秘结或热结旁流,烦躁谵语,舌苔焦燥有芒刺,脉沉实有力。

治法:通腑泻热。

方药:大承气汤。

本方以大黄苦寒泄热,通腑泻下;芒硝咸寒润燥,软坚散结;佐以厚朴、枳实行气导滞。可加黄芩、山栀清泻实热。热结液亏,燥屎不行者,加生地、玄参增液润燥。

(5)胆热证

症状:寒热往来,胸胁苦满,或胁肋肩背疼痛,口苦咽干,或恶心呕吐,或身目发黄,舌红苔黄腻,脉弦数。

治法:清热利胆。

方药:大柴胡汤

本方以大黄、黄芩泻火解毒,通腑泄热;柴胡、白芍、枳实疏肝利胆;半夏、生姜和胃止呕。可加板蓝根、连翘、败酱草清热解毒,加茵陈清热利湿。若胁肋疼痛者,加延胡索、川楝子理气止痛。发黄者,加金钱草、栀子、青蒿利胆退黄。

(6)脾胃湿热证

症状:身热不扬,汗出热不解,胸腹胀满,纳呆呕恶,口渴不欲饮,或目身发黄,舌苔白腻或黄腻,脉濡数。

治法:清热利湿,运脾和胃。

方药:王氏连朴饮。

本方以黄连、山栀苦寒清化湿热;半夏、厚朴燥湿除满;石菖蒲、芦根、淡豆豉和中清热除湿。可加滑石、鲜荷叶清利渗湿。若热甚者,加黄柏、黄芩清热燥湿。湿重者,加藿香、佩兰芳香化湿。黄疸者加茵陈除湿退黄。另外,还可口服甘露消毒丹,以清利湿热、芳香化浊。

(7)大肠湿热证

症状:发热,腹痛,泄泻或痢下赤白脓血,里急后重,肛门灼热,口干口苦,小便短赤,舌红苔黄腻,脉滑数。

治法:清利湿热。

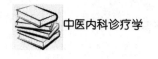

方药:葛根芩连汤。

本方以黄芩、黄连苦寒清热燥湿;葛根解肌清热,升清止泻。可加银花、贯众清热解毒,加木通、车前子增强利湿之效。若热甚者,加栀子、黄柏助其清热燥湿。腹满而疼痛者,加木香、槟榔以理气止痛。痢下脓血者,加白头翁、马齿苋清热解毒除湿。

(8)膀胱湿热证

症状:寒热起伏,午后热甚,尿频尿急尿痛,小便灼热黄赤,或腰腹作痛,舌红苔黄,脉滑数。

治法:清利膀胱湿热。

方药:八正散。

本方以大黄、栀子清热泻火;篇蓄、瞿麦、木通、车前子、滑石利湿清热;甘草解毒止痛。热甚者,加柴胡、黄芩、蒲公英、白花蛇舌草清热解毒利湿。呕恶者,加半夏和中止呕。小腹坠胀疼痛者,加乌药、枳壳理气止痛。尿中有血者,加白茅根、小蓟清热止血。

4.2.2.4 协同治疗

外感发热也可以配合选用下列方法协同治疗。

药物方面:柴胡注射液,每次 2~4ml,肌肉注射,每日 1~2 次;或双黄连粉针剂,每次 3g,溶入 10% 葡萄糖液或葡萄糖盐水 500ml 中,静脉滴注,每日 1 次;或清开灵注射液,.每次 40~60ml,加入 10% 葡萄糖液 500ml 中,静脉滴注,或穿琥宁注射液,每次 400mg,加入 5% 或 10% 葡萄糖液 500ral,静脉滴注,每日 1 次。

亦可用复方退热滴鼻液(由银花、连翘、青蒿等制成)滴鼻,每次每侧鼻腔 3~4 滴,每 30~40 分钟 1 次。还可选用清热解毒或通腑泻热的药物,如大黄、石膏、银花、连翘之类药物煎汤,灌肠清热。或选用酒精、冷水、冰袋之类擦敷前额、腋窝、鼠蹊等部位,物理降温。

4.2.3 湿阻

4.2.3.1 辨证要点

湿阻的辨证要点在于分清寒热,即寒湿证与湿热证。两者的共同表现有脘闷,身重,纳呆,苔腻,脉濡等,两者的鉴别则可从体温、口味、舌苔、脉象等方面进行比较。寒湿证身重而恶寒,脘腹痞闷,喜揉按,口中淡而无味,或有甜味,便溏,舌苔白腻,脉濡缓;湿热证身重而有热,脘痞似痛,不喜揉按,口中苦而粘腻,尿赤,舌苔黄腻,脉濡数。

4.2.3.2 治疗原则

治疗本病,一是祛湿,一是运脾。祛湿即是祛邪,祛除困阻脾胃之因,运脾即是恢复被困之脾胃功能。祛湿有助于运脾,运脾也有助于祛湿。

(1)祛湿

《本草纲目·十剂》有"风药可以胜湿,燥药可以除湿,淡药可以渗湿,……湿而有热,苦寒之剂燥之;湿而有寒,辛热之剂燥之。"的记载。可见其主张用风药、燥药、利药以祛湿。临床根据湿是否寒化、热化,最常采用芳香化湿、苦温燥湿、苦寒燥湿治法,不论寒化、热化,均须佐以淡渗之品,有时亦佐以风药以胜湿。

(2)运脾

运脾泛指运脾、健脾、醒脾等法以健运脾胃,恢复脾之运化水湿之功能,故《证治汇补·湿症》说:"治湿不知理脾,非其治也。"脾虚生湿为主者,治以健脾,佐以化湿;湿困而脾运呆顿者,治以醒脾、运脾为治,兼以化湿。湿从寒化,伤及脾阳者,除苦温燥湿外,还应配合温运脾阳之法。湿从热化,伤及脾阴者,又当化湿养阴并治,清热化湿而不伤阴,生津养阴而不助湿。

总之,治疗湿阻,方药应以轻疏灵动为贵,轻指剂量宜轻,轻可去实;疏指应疏利气机,顺其脾胃升降;灵指方药有效,结构灵活;动指方药不宜呆滞,忌用腻滞之品。轻疏灵动,一则可使湿邪得以透达,再则可使脾运得以健旺。正如《临证指南医案·湿》说:"总以苦辛寒治湿热,苦辛温治寒湿,概以淡渗佐之,或再加风药,甘酸腻浊,在所不用。"

4.2.3.3 分证论治

(1)湿困脾胃

症状:肢体困倦而重,或头重如裹,胸闷腹胀,纳食不香,口中黏腻无味,便溏,或有形寒,舌苔白腻,脉搏濡滑。

治法:芳香化湿。

方药:藿香正气散。

本证主要指湿从寒化的寒湿证,代表方为藿香正气散,具有很好的化湿功效。方中以藿香、紫苏、陈皮、白芷芳香化湿;厚朴、法夏、白术苦温燥湿;大腹皮、茯苓淡渗利湿。集芳香、苦温、淡渗于一方,并配合桔梗宣通肺气,甘草甘缓和中,共奏温化寒湿之效。若口有甜味者,加佩兰以加强芳香化浊之力。若兼见食滞嗳腐吞酸者,加用山楂、神曲、鸡内金消食化滞。若腹胀便溏者,合用平胃散,以增强健脾燥湿的作用。若兼有表证寒热者,加荆芥、防风辛散表邪。

(2)湿热中阻

症状:脘痞闷似痛,纳呆,大便不爽,口中苦而粘腻,渴不欲饮,四肢困重,或有身热

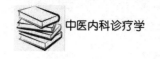

不扬,汗出而热不退,舌苔黄腻,脉濡数。

治法:清热化湿。

方药:王氏连朴饮。

本方以黄连、山栀苦寒清热燥湿;法夏、厚朴运脾化湿除满;石菖蒲、芦根、香豉和中清热,醒脾除湿。亦可加滑石、鲜荷叶、薏苡仁清利渗湿。脘连腹胀,加陈皮、大腹皮理气宽满。身重痛者,加木防己除湿通络止痛。本证又可吞服甘露消毒丹,每服5~10g,日服2次,以清热利湿,芳香化浊。

(3)脾虚湿滞

症状:四肢困乏,脘腹痞闷,喜揉按,大便溏薄,神疲乏力,厌食油腻,舌苔薄腻或舌质胖淡。

治法:健脾化湿。

方药:香砂六君子汤。

本方以党参、茯苓、白术、甘草健脾益气;法半夏、陈皮理气化湿;木香、砂仁和胃醒脾。可加葛根、藿香升清化湿。如面浮肢肿者,加黄芪、扁豆、苡仁益气利湿消肿。

湿阻病中,尚有部分患者,在盛夏季节,出现心烦口渴,无汗或出汗较少,发热不退,胸闷,纳呆,神疲乏力,舌苔腻,脉数,此乃暑湿外袭,又名"疰夏",可用鲜藿香、鲜荷叶、羌活、薄荷、板蓝根、六一散等清化暑湿,每能获效。

4.2.4 痢疾

4.2.4.1 辨证要点

(1)辨久暴,察虚实主次

暴痢发病急,病程短,腹痛胀满,痛而拒按,痛时窘迫欲便,便后里急后重暂时减轻者为实;腹痛绵绵,时轻时重,病程长,腹痛绵绵,痛而喜按,便后里急后重不减,坠胀甚者,常为虚中夹实。

(2)辨寒热偏重

大便排出脓血,色鲜红,甚则紫黑,稠厚腥臭,腹痛,里急后重明显,口渴,口臭,小便黄赤,舌红苔黄腻,脉滑数者属热;大便排出赤白清稀,白多赤少,腹痛喜按,里急后重不明显,面白肢冷形寒,舌淡苔白,脉沉细者属寒。

(3)辨伤气、伤血

下痢白多赤少,湿邪伤及气分;赤多白少,或以血为主者,热邪伤及血分。

4.2.4.2 治疗原则

热痢清之,寒痢温之,初痢实则通之,久痢虚则补之,寒热交错者清温并用,虚实夹杂者攻补兼施。痢疾初起之时,以实证、热证多见,宜清热化湿解毒;久痢虚证、寒证,应予补虚温中,调理脾胃,兼以清肠,收涩固脱。如下痢兼有表证者,宜合解表剂,外疏内通,夹食滞可配合消导药消除积滞。刘河间提出:"调气则后重自除,行血则便脓自愈。"调气和血之法,可用于痢疾的多个证型,赤多重用血药,白多重用气药。而在掌握扶正祛邪的辩证治疗过程中,始终应顾护胃气。

治疗痢疾之禁忌:忌过早补涩,忌峻下攻伐,忌分利小便。

4.2.4.3 证治分类

(1)湿热痢

症状:腹部疼痛,里急后重,痢下赤白脓血,黏稠如胶冻,腥臭,肛门灼热,小便短赤,舌苔黄腻,脉滑数。

治法:清肠化湿、调气和血。

方药:芍药汤加减。

常用药:芍药、当归、甘草、木香、槟榔、大黄、黄芩、黄连、肉桂、金银花。

(2)疫毒痢

症状:起病急骤,壮热口渴,头痛烦躁,恶心呕吐,大便频频,痢下鲜紫脓血,腹痛剧烈,后重感特著,甚者神昏惊厥,舌质红绛,舌苔黄燥,脉滑数或微欲绝。

治法:清热解毒,凉血除积。

方药:白头翁汤合芍药汤加减。

常用药:白头翁、黄连、黄柏、秦皮、银花、地榆、牡丹皮、芍药、甘草、木香、槟榔。

(3)寒湿痢

症状:腹痛拘急,痢下赤白黏冻,白多赤少,或为纯白冻,里急后重,口淡乏味,脘胀腹满,头身困重,舌质或淡,舌苔白腻,脉濡缓。

治法:温中燥湿,调气和血。

方药:不换金正气散加减。

常用药:藿香、苍术、半夏、厚朴、炮姜、桂枝、陈皮、大枣、甘草、木香、枳实。

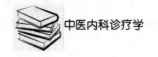

（4）阴虚痢

症状：痢下赤白，日久不愈，脓血黏稠，或下鲜血，脐下灼痛，虚坐努责，食少，心烦口干，至夜转剧，舌红绛少津，苔腻或花剥，脉细数。

治法：养阴和营，清肠化湿。

方药：黄连阿胶汤合驻车丸加减。

常用药：黄连、黄芩、阿胶、芍药、甘草、当归、干姜、瓜蒌。

（5）虚寒痢

症状：腹部隐痛，缠绵不已，喜按喜温，痢下赤白清稀，无腥臭，或为白冻，甚则滑脱不禁，肛门坠胀，便后更甚，形寒畏冷，四肢不温，食少神疲，腰膝酸软，舌淡苔薄白，脉沉细弱。

治法：温补脾肾，收涩固脱。

方药：桃花汤合真人养脏汤。

常用药：人参、白术、干姜、肉桂、粳米、炙甘草、诃子、罂粟壳、肉豆蔻、赤石脂、当归、白芍、木香。

（6）休息痢

症状：下痢时发时止，迁延不愈，常因饮食不当、受凉、劳累而发，发时大便次数增多，夹有赤白黏冻，腹胀食少，倦怠嗜卧，舌质淡苔腻，脉濡软或虚数。

治法：温中清肠，调气化滞。

方药：连理汤加减。

常用药：人参、白术、干姜、茯苓、甘草、黄连、枳实、木香、槟榔。

4.2.4.4　针灸疗法

主穴：天枢、下脘、上巨虚、关元、合谷。

配穴：湿热痢加曲池、内庭；寒湿痢加中脘、气海；噤口痢加中脘、内庭；休息痢加脾俞、胃俞、关元、肾俞。

操作：关穴用平补平泻法；其余主穴用泻法。配穴按虚补实泻法操作。急性痢疾者，每日治疗2次，每次留针30分钟。寒湿痢、休息痢及久痢脱肛者，可配合艾灸；大椎、十宣点刺出血。

4.2.5　疟疾

4.2.5.1　辨证要点

辨瘴疟与一般疟疾的不同：一般的疟疾症状比较典型，休止之时，可如常人；定时而作,周期明显;神识清楚;发病虽以南方多见,但全国各地均有。而瘴疟则症状多样,病情严重,未发之时也有症状存在;周期不如一般疟疾明显;多有神昏谵语;主要在南方地区发病。

辨寒热之偏盛:《景岳全书·疟疾》说:"治疟当辨寒热,寒胜者即为阴证,热胜者即为阳证。"对于一般疟疾,典型发作者属于正疟;和正疟相比较,阳热偏盛,寒少热多者,则为温疟;阳虚寒盛,寒多热少者,则为寒疟。在瘴疟之中,热甚寒微,甚至壮热不寒者,则为热瘴;寒甚热微,甚至但寒不热者,则为冷瘴。

辨正气之盛衰:疟疾每发,必伤耗人体气血,病程愈久,则气血伤耗日甚。正气亏虚,易于形成劳疟而反复发作。

4.2.5.2 治疗原则

祛邪截疟是治疗疟疾的基本原则。在诊断为疟疾后,即可截疟。在此基础上,根据疟疾证候的不同,分别结合和解表里、清热保津、温阳达邪、清心开窍、化浊开窍、补益气血等治法进行治疗。

对于疟疾的治疗,古代医家积累了许多宝贵经验,值得重视。如《明医杂著·疟病证治》说:"邪疟及新发者,可散可截;虚疟及久者,宜补气血。"《万病回春·疟病》说:"人壮盛者,宜单截也""人虚者,截补兼用也""疟久不愈者,先截而后补也";"疟已久者,须调养气血也"。

4.2.5.3 分证论治

(1)正疟

症状:先有呵欠乏力,继则寒栗鼓颔,寒罢则内外皆热,头痛面赤,口渴引饮,终则遍身汗出,热退身凉,舌红,苔薄白或黄腻,脉弦。间隔一日,又有相同的症状发作。故其症状特点为:寒战壮热,休作有时。

治法:祛邪截疟,和解表里。

方药:柴胡截疟饮。

方中以小柴胡汤和解表里,导邪外出;常山、槟榔祛邪截疟;配合乌梅生津和胃,以减轻常山致吐的副作用。

口渴甚者,可加葛根、石斛生津止渴。胸脘痞闷、苔腻者,去滞气碍湿之参枣,加苍术、厚朴、青皮理气化湿。烦渴、苔黄、脉弦数,为热盛于里,去辛温补中之参、姜、枣,加石膏、花粉清热生津。

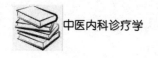

（2）温疟

症状：寒少热多，汗出不畅，头痛，骨节酸疼，口渴引饮，尿赤便秘，舌红，苔黄，脉弦数。

治法：清热解表，和解祛邪。

方药：白虎加桂枝汤。

方中以白虎汤清热生津，桂枝疏风散寒。可加青蒿、柴胡以和解祛邪。津伤较甚，口渴引饮者，酌加生地、麦冬、石斛养阴生津。

（3）寒疟

症状：寒多热少，口不渴，胸脘痞闷，神疲体倦，舌苔白腻，脉弦。

治法：和解表里，温阳达邪。

方药：柴胡桂枝干姜汤。

方中以柴胡、黄芩和解表里，桂枝、干姜、甘草温阳达邪，天花粉、牡蛎散结软坚。可加蜀漆或常山祛邪截疟。脘腹痞闷，舌苔白腻者，为寒湿内盛，加草果、厚朴、陈皮理气化湿，温运脾胃。

（4）热瘴

症状：寒微热甚，或壮热不寒，头痛，肢体烦疼，面红目赤，胸闷呕吐，烦渴饮冷，大便秘结，小便热赤，甚至神昏谵语。舌质红绛，苔黄腻或垢黑，脉洪数或弦数。

治法：解毒除瘴，清热保津。

方药：青蒿素合清瘴汤。

青蒿自晋代即被用于治疟，经现代临床及实验研究证实，青蒿素对间日疟、恶性疟均有良好疗效，具有速效、低毒的优点，特别是在救治西医所称的脑型疟及抗氯喹的恶性疟方面，达到国际先进水平。青蒿素为从青蒿中提取的有效成分，对瘴疟的疗效优于青蒿原生药。蒿甲醚保持了青蒿素速效、低毒的优点，且制剂稳定。口服首剂160mg，第二日起每日一次，每次80mg，连用5日。青蒿素油注射液0.1g每毫升一支，首次用量为0.2g肌注，分别在6小时、24小时及48小时再各注射0.2g共4次。对其他疟疾证候需要截疟者，亦可采用青蒿素制剂。

清瘴汤为近代用于瘴疟的验方，具有祛邪除瘴、清热解毒、清胆和胃的作用。方中以青蒿、常山解毒除瘴；黄连、黄芩、知母、柴胡清热解毒；半夏、茯苓、陈皮、竹茹、枳实清胆和胃；滑石、甘草、辰砂清热利水除烦。

若壮热不寒，加生石膏清热泻火。口渴心烦，舌红少津为热甚津伤，加生地、玄参、石斛、玉竹清热养阴生津。神昏谵语，为热毒蒙蔽心神，急加安宫牛黄丸或紫雪丹清心开窍。

(5)冷瘴

症状:寒甚热微,或但寒不热,或呕吐腹泻,甚则神昏不语,苔白厚腻,脉弦。

治法:解毒除瘴,芳化湿浊。

方药:青蒿素合不换金正气散。

青蒿素的作用及用法已如上述。加味不换金正气散有芳化湿浊,健脾理气之效。方中以苍术、厚朴、陈皮、甘草燥湿运脾;藿香、半夏、佩兰、荷叶芳香化浊,降逆止呕;槟榔、草果理气除湿;菖蒲豁痰宣窍。神昏谵语合用苏合香丸芳香开窍。但寒不热,四肢厥冷,脉弱无力,为阳虚气脱,加人参、附子、干姜益气温阳固脱。

(6)劳疟

症状:倦怠乏力,短气懒言,食少,面色萎黄,形体消瘦,遇劳则复发疟疾,寒热时作,舌质淡,脉细无力。

治法:益气养血,扶正祛邪。

方药:何人饮。

方中以人参益气扶正,制何首乌、当归补益精血,陈皮、生姜理气和中。

在疟发之时,寒热时作者,应加青蒿或常山祛邪截疟。食少面黄,消瘦乏力者,可加黄芪、白术、枸杞增强益气健脾养血之功。

(7)疟母

症状:久疟不愈,胁下结块,触之有形,按之压痛,或胁肋胀痛,舌质紫黯,有瘀斑,脉细涩。

治法:软坚散结,祛瘀化痰。

方药:鳖甲煎丸。

本方由23种药物组成,攻补兼施,寒热并用,具有活血化瘀、软坚消癥的作用,自《金匮要略》即已作为治疟母的主方。有气血亏虚的证候者,应配合八珍汤或十全大补丸等补益气血,以虚实兼顾,扶正祛邪。

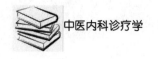

4.3　肺病证

4.3.1　治疗要点

4.3.1.1　宣降肺气

肺病证的基本病机之一是肺失宣肃,因此,宣降肺气为肺病证的治疗要点。《素问·藏气法时论》说:"肺苦气上逆,急食苦以泄之";"肺欲收,急食酸以收之,用酸补之,辛泻之"。肺气不宣,则以辛散之品,驱散表邪,宣发肺气。肺为清虚之脏而处高位,故宣发肺气应以轻清之品,正如吴鞠通所谓"治上焦如羽,非轻不举";肺为娇脏,不耐寒热,且肺恶燥,燥则肺气上逆而咳喘,甘润可使肺气自降,清肃之令自行,所以宣散之品又宜辛平甘润。肺气上逆,则用苦降酸收之品,以肃降肺气。酸收意在固摄耗散之肺气,但注意勿收敛邪气。苦降时常与宣散同用,虽有主次,但重在一宣一降,顺其肺之开阖。

4.3.1.2　扶正祛邪

邪气壅遏于肺,肺失宣肃,法当祛邪;肺之气阴亏虚,肺不主气,法当补益。故扶正祛邪,为肺病证的治疗要点。常用的治法有补益肺气、滋阴润肺、温肺散寒、清泄肺热、化痰降逆等,此为直接对肺进行补泻法。另外,尚有根据五脏生克关系对肺进行间接补泻法。如虚证有补土生金,即通过补脾(补母)以益肺(补子);有金水相生,即通过滋肾(补子)以益肺(补母)等治法以实现对肺脏的补益。如实证有泻肝的治法,即是通过生克关系治疗木火刑金(肝火犯肺)的病证治法。肺之实证也可通过脏腑表里关系进行治疗,如泻大肠,使肺热或痰浊从大肠下泄以治肺实证。

4.3.1.3　重视调护

肺病证尤应注意预防感冒,病室要寒暖适宜,气候变化时要及时加减衣服。病室应通风换气,保持空气新鲜,患者尽可能避免接触刺激性气体、粉尘等,更应戒烟。饮食应清淡,易消化,一般忌辛辣醇酒,或生冷肥甘。

4.3.2　咳嗽

4.3.2.1　辨证要点

（1）辨外感

内伤外感咳嗽，多为新病，起病急，病程短，常伴肺卫表证。内伤咳嗽，多为久病，常反复发作，病程长，可伴见它脏见证。

（2）辨证候

虚实外感咳嗽以风寒、风热、风燥为主，均属实，而内伤咳嗽中的痰湿、痰热、肝火多为邪实正虚，阴津亏耗咳嗽则属虚，或虚中夹实。另外，咳声响亮者多实，咳声低怯者多虚；脉有力者属实，脉无力者属虚。

4.3.2.2　治疗原则

咳嗽的治疗应分清邪正虚实。外感咳嗽，为邪气壅肺，多为实证，故以祛邪利肺为治疗原则，根据邪气风寒、风热、风燥的不同，应分别采用疏风、散寒、清热、润燥治疗。内伤;咳嗽，多属邪实正虚，故以祛邪扶正，标本兼顾为治疗原则，根据病邪为"痰"与"火"，祛邪分别采用砝痰、清火为治，正虚则养阴或益气为宜，又应分清虚实主次处理。

咳嗽的治疗，除直接治肺外，还应从整体出发注意治脾、治肝、治肾等。外感咳嗽一般;均忌敛涩留邪，当因势利导，俟肺气宣畅则咳嗽自止；内伤咳嗽应防宣散伤正，注意调理脏腑，顾护正气。咳嗽是人体祛邪外达的一种病理表现，治疗决不能单纯见咳止咳，必须按照不同的病因分别处理。

4.3.2.3　外感咳嗽

（1）风寒袭肺

症状：咳声重浊，气急，喉痒，咯痰稀薄色白，常伴鼻塞，流清涕，头痛，肢体酸楚，恶寒发热，无汗等表证，舌苔薄白，脉浮或浮紧。

治法：疏风散寒，宣肺止咳。

方药：三拗汤合止嗽散。

方中用麻黄、荆芥疏风散寒，合杏仁宣肺降气；紫菀、白前、百部陈皮理肺祛痰；桔梗、甘草利咽止咳。咳嗽较甚者加矮地茶、金沸草祛痰止咳；痒甚者，加牛蒡子、蝉蜕祛风止痒；鼻塞声重加辛夷花、苍耳子宣通鼻窍；若挟痰湿，咳而痰粘，胸闷，苔腻者，加半夏、茯苓、厚朴燥湿化痰；若表证较甚，加防风、苏叶疏风解表；表寒未解，里有郁热，热为寒遏，咳嗽音嘎，气急似喘，痰黏稠，口渴心烦，或有身热者加生石膏、桑白皮、黄芩解

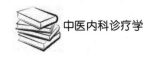

表清里。

（2）风热犯肺

症状：咳嗽咳痰不爽，痰黄或稠粘，喉燥咽痛，常伴恶风身热，头痛肢楚，鼻流黄涕，口渴等表热证，舌苔薄黄，脉浮数或浮滑。

治法：疏风清热，宣肺止咳。

方药：桑菊饮。

方中桑叶、菊花、薄荷疏风清热；桔梗、杏仁、甘草宣降肺气，止咳化痰；连翘、芦根清热生津。咳嗽甚者，加前胡、瓜壳、枇杷叶、浙贝母清宣肺气，化痰止咳；表热甚者，加银花、荆芥、防风疏风清热；咽喉疼痛，声音嘎哑，加射干、牛蒡子、山豆根、板蓝根清热利咽；痰黄稠，肺热甚者，加黄芩、知母、石膏清肺泄热；若风热伤络，见鼻衄或痰中带血丝者，加白茅根、生地凉血止血；热伤肺津，咽燥口干，加沙参、麦冬清热生津；夏令暑湿加六一散、鲜荷叶清解暑热。

（3）风燥伤肺

症状：喉痒干咳，无痰或痰少而粘连成丝，咳痰不爽，或痰中带有血丝，咽喉干痛，唇鼻干燥，口干，常伴鼻塞，头痛，微寒，身热等表证，舌质红干而少津，苔薄白或薄黄，脉浮。

治法：疏风清肺，润燥止咳。

方药：桑杏汤。

方中桑叶、豆豉疏风解表，清宣肺热；杏仁、象贝母化痰止咳；南沙参、梨皮、山栀清热润燥生津。表证较重者，加薄荷、荆芥疏风解表；津伤较甚者，加麦冬、玉竹滋养肺阴；肺热重者，酌加生石膏、知母清肺泄热；痰中带血丝者，加生地、白茅根清热凉血止血。

另有凉燥伤肺咳嗽，乃风寒与燥邪相兼犯肺所致，表现干咳而少痰或无痰，咽干鼻燥，兼有恶寒发热，头痛无汗，舌苔薄白而于等症。用药当以温而不燥，润而不凉为原则，方取杏苏散加减；药用苏叶、杏仁、前胡辛以宣散；紫菀、款冬花、百部、甘草温润止咳。若恶寒甚、无汗，可配荆芥、防风以解表发汗。

4.3.2.4　内伤咳嗽

（1）痰湿蕴肺

症状：咳嗽反复发作，尤以晨起咳甚，咳声重浊，痰多，痰粘腻或稠厚成块，色白或带灰色，胸闷气憋，痰出则咳缓、憋闷减轻。常伴体倦，脘痞，腹胀，大便时溏，舌苔白腻，脉濡滑。

治法：燥湿化痰，理气止咳。

方药:二陈汤合三子养亲汤。

二陈汤以半夏、茯苓燥湿化痰;陈皮、甘草理气和中;三子养亲汤以白芥子温肺利气、快膈消痰;苏子降气行痰,使气降则痰不逆;莱菔子消食导滞,使气行则痰行。两方合用,则燥湿化痰,理气止咳。临床应用时,尚可加桔梗、杏仁、枳壳以宣降肺气;胸闷脘痞者,可加苍术、厚朴健脾燥湿化痰;若寒痰较重,痰粘白如泡沫,怯寒背冷,加干姜、细辛以温肺化痰;脾虚证候明显者,加党参、白术以健脾益气;兼有表寒者,加紫苏、荆芥、防风解表散寒。症情平稳后可服六君子汤加减以资调理。

(2)痰热郁肺

症状:咳嗽气息急促,或喉中有痰声,痰多黏稠或为黄痰,咳吐不爽,或痰有热腥味,或咳吐血痰,胸胁胀满,或咳引胸痛,面赤,或有身热,口干欲饮,舌苔薄黄腻,舌质红,脉滑数。

治法:清热肃肺,化痰止咳。

方药:清金化痰汤。

方中用黄芩、知母、山栀、桑白皮清泄肺热;茯苓、贝母、瓜蒌、桔梗、陈皮、甘草化痰止咳;麦冬养阴润肺以宁咳。若痰热郁蒸,痰黄如脓或有热腥味,加鱼腥草、金荞麦根、象贝母、冬瓜仁等清化痰热;胸满咳逆,痰涌,便秘者,加葶苈子、风化硝泻肺通腑化痰;痰热伤津,咳痰不爽,加北沙参、麦冬、天花粉养阴生津。

(3)肝火犯肺

症状:上气咳逆阵作,咳时面赤,常感痰滞咽喉,咯之难出,量少质黏,或痰如絮状,咳引胸胁胀痛,咽干口苦。症状可随情绪波动而增减。舌红或舌边尖红,舌苔薄黄少津,脉弦数。

治法:清肝泻火,化痰止咳。

方药:黛蛤散合黄芩泻白散。

方中青黛、海蛤壳清肝化痰;黄芩、桑白皮、地骨皮清泻肺热;粳米、甘草和中养胃,使泻肺而不伤津。二方相合,使气火下降,肺气得以清肃,咳逆自平。火旺者加山栀、丹皮清肝泻火;胸闷气逆者加葶苈子、瓜蒌、枳壳利气降逆;咳引胁痛者,加郁金、丝瓜络理气和络;痰粘难咯,加海浮石、贝母、冬瓜仁清热豁痰;火热伤津,咽燥口干,咳嗽日久不减,酌加北沙参、百合、麦冬、天花粉、诃子养阴生津敛肺。

(4)肺阴亏耗

症状:干咳,咳声短促,痰少粘白,或痰中带血丝,或声音逐渐嘶哑,口干咽燥,常伴有午后潮热,手足心热,夜寐盗汗,舌质红少苔,或舌上少津,脉细数。

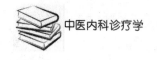

治法:滋阴润肺,化痰止咳。

方药:沙参麦冬汤。

方中用沙参、麦冬、玉竹、天花粉滋阴润肺以止咳;桑叶轻清宣透,以散燥热;甘草、扁豆补土生金。若久热久咳,可用桑白皮易桑叶,加地骨皮以泻肺清热;咳剧者加川贝母、杏仁、百部润肺止咳;若肺气不敛,咳而气促,加五味子、诃子以敛肺气;咳吐黄痰,加海蛤粉、知母、瓜蒌、竹茹、黄芩清热化痰;若痰中带血,加山栀、丹皮、白茅根、白及、藕节清热凉血止血;低热,潮热骨蒸,酌加功劳叶、银柴胡、青蒿、白薇等以清虚热;盗汗,加糯稻根须、浮小麦等以敛汗。

4.3.3 哮病

4.3.3.1 辨证要点

发时以邪实为主,当分寒、热、寒包热、风痰、虚哮等五类,注意是否兼有表证。而未发时以正虚为主,应辨阴阳之偏虚,肺脾肾三脏之所属。若久发正虚,虚实错杂者,当按病程新久及全身症状辨别其主次。

4.3.3.2 治疗原则

当以"发时治标,平时治本"为基本原则。发时攻邪治标,祛痰利气,寒痰宜温化宣肺,热痰当清化肃肺,寒热错杂者,当温清并施,表证明显者兼以解表,属风痰为患者又当祛风涤痰;反复日久,正虚邪实者,又当兼顾,不可单纯拘泥于祛邪。若发生喘脱危候,当急予扶正救脱。平时应扶正治本,阳虚者应予温补,阴虚者则予滋养,分别采取补肺、健脾、益肾等法,以冀减轻、减少或控制其发作。

4.3.3.3 证治分类

(1)发作期

①冷哮证:症状:喉中哮鸣如水鸡声,呼吸急促,喘憋气逆,胸膈满闷如塞,咳不甚,痰少咯吐不爽,色白而多泡沫,口不渴或渴喜热饮,形寒怕冷,天冷或受寒易发,面色青晦,舌苔白滑,脉弦紧或浮紧。治法:宣肺散寒,化痰平喘。方药:射干麻黄汤或小青龙汤加减。常用药:麻黄、射干、干姜、细辛、半夏、紫菀、款冬、五味子、大枣、甘草。

②热哮证:症状:喉中痰鸣如吼,喘而气粗息涌,胸高胁胀,咳呛阵作,咯痰色黄或白,黏浊稠厚,排吐不利,口苦,口渴喜饮,汗出,面赤,或有身热,舌苔黄腻、质红,脉滑数或弦滑。治法:清热宣肺,化痰定喘。方药:定喘汤或越婢加半夏汤加减。常用药:麻黄、黄芩、桑白皮、杏仁、半夏、款冬、苏子、白果、甘草。

③寒包热哮证:症状:喉中鸣息有声,胸膈烦闷,呼吸急促,喘咳气逆,咯痰不爽,痰

黏色黄,或黄白相兼,烦躁,发热,恶寒,无汗,身痛,口干欲饮,大便偏干,舌苔白腻、罩黄,舌尖边红,脉弦紧。治法:解表散寒,清化痰热。方药:小青龙加石膏汤或厚朴麻黄汤加减。常用药:麻黄、石膏、厚朴、杏仁、生姜、半夏、甘草、大枣。

④风痰哮证:症状:喉中痰涎壅盛,声如拽锯,或鸣声如吹哨笛,喘急胸满,但坐不得卧,咯痰黏腻难出,或为白色泡沫痰液,无明显寒热倾向,面色青黯,起病多急,常倏忽来去。舌苔厚浊,脉滑实。治法:祛风涤痰,降气平喘。方药:三子养亲汤加味。常用药:白芥子、苏子、莱菔子、麻黄、杏仁、僵蚕、厚朴、半夏、陈皮、茯苓。

⑤虚哮证:症状:喉中哮鸣如鼾,声低,气短息促,动则喘甚,发作频繁,甚则持续喘哮,口唇爪甲青紫,咯痰无力,痰涎清稀或质黏起沫,面色苍白或颧红唇紫,口不渴或咽干口渴,形寒肢冷或烦热,舌质淡或偏红,或紫黯,脉沉细或细数。治法:补肺纳肾,降气化痰。方药:平喘固本汤加减。常用药:党参、黄芪、胡桃肉、沉香、坎脐、冬虫夏草、五味子、苏子、半夏、款冬、橘皮。

(2)缓解期

①肺脾气虚证:症状:气短声低,喉中时有轻度哮鸣,痰多质稀,色白,自汗,怕风,常易感冒,倦怠无力,食少便溏,舌质淡,苔白,脉细弱。治法:健脾益气,补土生金。方药:六君子汤加减。常用药:党参、白术、山药、薏苡仁、茯苓、法半夏、橘皮、五味子、甘草。

②肺肾两虚证:症状:短气息促,动则为甚,吸气不利,咯痰质黏起沫,脑转耳鸣,腰酸腿软,心慌,不耐劳累。或五心烦热,颧红,口干,舌质红少苔,脉细数;或畏寒肢冷,面色苍白,舌苔淡白、质胖,脉沉细。治法:补肺益肾。方药:生脉地黄汤合金水六君煎加减。常用药:熟地、山萸肉、胡桃肉、人参、麦冬、五味子、茯苓、甘草、半夏、陈皮。

(3)其他治法

①实证:治法:取手太阴经穴为主。毫针刺用泻法,风寒可酌用灸法;痰热可兼取足阳明经穴,不宜灸。处方:膻中、列缺、肺俞、尺泽。加减:风寒加风门;痰热加丰隆;喘甚加天突、定喘。

②虚证:治法:调补肺肾之气为主。毫针用补法,可酌情用灸。处方:肺俞、膏肓俞、气俞、足三里、太渊、太溪。

4.3.4 喘病

4.3.4.1 辨证要点

(1)辨病位

凡外邪、痰浊、肝郁气逆所致喘病,病位在肺,为邪壅肺气;久病劳欲所致喘病,病

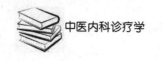

位在肺肾,若自汗畏风,易感冒则属肺虚,若伴腰膝酸软,夜尿多则病位在肾。

（2）辨虚实

可以从呼吸、声音、脉象、病势等辨虚实。呼吸深长有余,呼出为快,气粗声高,伴有痰鸣咳嗽,脉象有力者为实喘;呼吸短促难续,深吸为快,气怯声低,少有痰鸣咳嗽,脉象微弱者为虚喘。

4.3.4.2 治疗原则

喘病的治疗原则是按虚实论治。实喘治肺,治以祛邪利气。应区别寒、热、痰、气的不同,分别采用温宣、清肃、祛痰、降气等法。虚喘治在肺肾,以肾为主,治以培补摄纳。针对脏腑病机,采用补肺、纳肾、温阳、益气、养阴、固脱等法。虚实夹杂,下虚上实者,当分清主次,权衡标本,适当处理。

喘病多由其他疾病发展而来,积极治疗原发病,是阻断病势发展,提高临床疗效的关键。

4.3.4.3 分证论治

（1）实喘

①风寒闭肺:症状:喘息,呼吸气促,胸部胀闷,咳嗽,痰多稀薄色白,兼有头痛,鼻塞,无汗,恶寒,或伴发热,口不渴,舌苔薄白而滑,脉浮紧。治法:散寒宣肺。方药:麻黄汤。

方中麻黄、桂枝宣肺散寒解表;杏仁、甘草利气化痰。喘重者,加苏子、前胡降逆平喘。若寒痰阻肺,见痰白清稀量多泡沫,加细辛、生姜、半夏、陈皮温肺化痰,利气平喘。

若得汗而喘不平,用桂枝加厚朴杏仁汤和营卫,利肺气。若素有寒饮内伏,复感客寒而引发者,用小青龙汤发表温里。

若寒邪束表,肺有郁热,或表寒未解,内已化热,热郁于肺,而见喘逆上气,息粗鼻煽,咯痰黏稠,并伴形寒身热,烦闷口渴,有汗或无汗,舌质红,苔薄白或黄,脉浮数或滑者,用麻杏石甘汤解表清里,宣肺平喘,还可加黄芩、桑白皮、瓜蒌、葶苈子、射干等以助其清热化痰。

②痰热遏肺:症状:喘咳气涌,胸部胀痛,痰多黏稠色黄,或夹血色,伴胸中烦热,面红身热,汗出口渴喜冷饮,咽干,尿赤,或大便秘结,苔黄或腻,脉滑数。治法:清泄痰热。方药:桑白皮汤。

方中桑白皮、黄芩、黄连、栀子清泻肺热;杏仁、贝母、半夏、苏子降气化痰。

若痰多黏稠,加瓜蒌、海蛤粉清化痰热;喘不得卧,痰涌便秘,加葶苈子、大黄涤痰通腑;痰有腥味,配鱼腥草、金荞麦根、蒲公英、冬瓜子等清热解毒,化痰泄浊;身热甚者,加生石膏、知母、银花等以清热。

③痰浊阻肺:症状:喘而胸满闷窒,甚则胸盈仰息,咳嗽痰多粘腻色白,咯吐不利,兼有呕恶纳呆,口粘不渴,苔厚腻色白,脉滑。治法:化痰降逆。方药:二陈汤合三子养亲汤。

方中用半夏、陈皮、茯苓、甘草燥湿化痰;苏子、白芥子、莱菔子化痰下气平喘。可加苍术、厚朴等燥湿理脾行气,以助化痰降逆。痰浊壅盛,气喘难平者,加皂荚、葶苈子涤痰除壅以平喘。

若痰浊挟瘀,见喘促气逆,喉间痰鸣,面唇青紫,舌质紫暗,苔腻浊者,可用涤痰汤,加桃仁、红花、赤芍、水蛭等涤痰祛瘀。

④饮凌心肺:症状:喘咳气逆,倚息难以平卧,咯痰稀白,心悸,面目肢体浮肿,小便量少,怯寒肢冷,面唇青紫,舌胖黯,苔白滑,脉沉细。治法:温阳利水,泻肺平喘。方药:真武汤合葶苈大枣泻肺汤。

方中用真武汤温阳利水,葶苈大枣泻肺汤泻肺除壅,喘促甚者,可加桑白皮、五加皮行水去壅平喘。心悸者加枣仁养心安神。怯寒肢冷者,加桂枝温阳散寒。面唇青紫甚者,加泽兰、益母草活血祛瘀。

⑤肝气乘肺:症状:每遇情志刺激而诱发,发病突然,呼吸短促,息粗气憋,胸闷胸痛,咽中如窒,咳嗽痰鸣不著,喘后如常人,或失眠、心悸,平素常多忧思抑郁,苔薄,脉弦。治法:开郁降气。方药:五磨饮子。

方中以沉香为主药,温而不燥,行而不泄,既可降逆气,又可纳肾气,使气不复上逆;槟榔破气降逆,乌药理气顺降,共助沉香以降逆平喘;木香、枳实疏肝理气,加强开郁之力。本证在于七情伤肝,肝气横逆上犯肺脏,而上气喘息,发病之标在肺与脾胃,发病之本则在肝,属气郁寒证。因而应用本方时,还可在原方基础上加柴胡、郁金、青皮等疏肝理气之品以增强解郁之力。若气滞腹胀,大便秘者又可加用大黄以降气通腑,即六磨汤之意。伴有心悸、失眠者,加百合、酸枣仁、合欢花等宁心安神。精神恍惚,喜悲伤欲哭,宜配合甘麦大枣汤宁心缓急。本证宜劝慰病人心情开朗,配合治疗。

(2)虚喘

①肺气虚:症状:喘促短气,气怯声低,喉有鼾声,咳声低弱,痰吐稀薄,自汗畏风,极易感冒,舌质淡红,脉软弱。治法:补肺益气。方药:补肺汤合玉屏风散。

方中人参、黄芪、白术补益肺气;防风助黄芪益气护卫;五味子敛肺平喘;熟地益精以化气;紫菀、桑白皮化痰以利肺气。若寒痰内盛,加钟乳石、苏子、款冬花温肺化痰

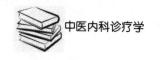

定喘。

若食少便溏,腹中气坠,肺脾同病,可与补中益气汤配合治疗。

若伴咳呛痰少质黏,烦热口干,面色潮红,舌红苔剥,脉细数,为气阴两虚,可用生脉散加沙参、玉竹、百合等益气养阴。痰黏难出,加贝母、瓜蒌润肺化痰。

②肾气虚:症状:喘促日久,气息短促,呼多吸少,动则喘甚,气不得续,小便常因咳甚而失禁,或尿后余沥,形瘦神疲,面青肢冷,或有跗肿,舌淡苔薄,脉微细或沉弱。治法:补肾纳气。方药:金匮肾气丸合参蛤散。

前方温补肾阳,后方纳气归肾。还可酌加仙茅、仙灵脾、紫石英、沉香等温肾纳气平喘。

若见喘咳,口咽干燥,颧红唇赤,舌红少津,脉细或细数,此为肾阴虚,可用七味都气丸合生脉散以滋阴纳气。

如兼标实,痰浊壅肺,喘咳痰多,气急满闷,苔腻,此为"上实下虚"之候,治宜化痰降逆,温肾纳气,可用苏子降气汤加紫石英、沉香等。

肾虚喘促,多兼血瘀,如面、唇、爪甲、舌质黯黑,舌下青筋显露等,可酌加桃仁、红花、川芎等活血化瘀。

③喘脱:症状:喘逆甚剧,张口抬肩,鼻翼煽动,端坐不能平卧,稍动则喘剧欲绝,或有痰鸣,咳吐泡沫痰,心慌动悸,烦躁不安,面青唇紫,汗出如珠,肢冷,脉浮大无根,或见歇止,或模糊不清。治法:扶阳固脱,镇摄肾气。方药:参附汤合黑锡丹。

参附汤益气回阳,黑锡丹镇摄浮阳,纳气定喘。应用时尚可加龙骨、牡蛎、山萸肉以固脱。同时还可加服蛤蚧粉以纳气定喘。

若呼吸微弱,间断难续,或叹气样呼吸,汗出如洗,烦躁内热,口干颧红,舌红无苔,或光绛而紫赤,脉细微而数,或散或芤,为气阴两竭之危证,治应益气救阴固脱,可用生脉散加生地、山萸肉、龙骨、牡蛎以益气救阴固脱。若出现阴竭阳脱者,加附子、肉桂急救回阳。

4.3.5 肺胀

4.3.5.1 辨证要点

肺胀的本质是标实本虚,要分清标本主次,虚实轻重。一般感邪发作时偏于标实,平时偏于本虚。标实为痰浊、瘀血,早期痰浊为主,渐而痰瘀并重,并可兼见气滞、水饮错杂为患。后期痰瘀壅盛,正气虚衰,本虚与标实并重。

辨脏腑阴阳:肺胀的早期以气虚或气阴两虚为主,病位在肺脾肾,后期气虚及阳,以肺、肾、心为主,或阴阳两虚。

4.3.5.2 治疗原则

根据标本虚实,分别选用祛邪扶正是本病的治疗原则。一般感邪时偏于邪实,侧重祛邪为主,根据病邪的性质,分别采取祛邪宣肺(辛温、辛凉),降气化痰(温化、清化),温阳利水(通阳、淡渗),活血化瘀,甚或开窍、熄风、止血等法。平时偏于正虚,侧重以扶正为主,根据脏腑阴阳的不同,分别以补养心肺,益肾健脾,或气阴兼调,或阴阳兼顾。正气欲脱时则应扶正固脱,救阴回阳。祛邪与扶正只有主次之分,一般相辅为用。

4.3.5.3 分证论治

(1)风寒内饮

①证候:咳逆喘满不得卧,气短气急,咳痰白稀,呈泡沫状,胸部膨满,恶寒,周身酸楚,或有口干不欲饮,面色青黯,舌体胖大,舌质暗淡,舌苔白滑,脉浮紧。

②治则:温肺散寒,降逆涤痰。

③主方:小青龙汤。

④方药:麻黄、桂枝、干姜、细辛、半夏、甘草、白芍、五味子。

若咳而上气,喉中如有水鸡声,表寒不著者,可用射干麻黄汤。若饮郁化热,烦躁而喘,脉浮,用小青龙加石膏汤兼清郁热。

(2)痰热郁肺

①证候:咳逆喘息气粗,痰黄或白,黏稠难咯,胸满烦躁,目胀睛突,或发热汗出,或微恶寒,溲黄便干,口渴欲饮,舌质暗红,苔黄或黄腻,脉滑数。

②治则:清肺泄热,降逆平喘。

③主方:越婢加半夏汤。

④方药:麻黄、石膏、半夏、生姜、甘草、大枣。

若痰热内盛,痰胶黏不易咯出,加鱼腥草、黄芩、瓜蒌皮、贝母、海蛤粉;痰热内盛亦可用桑白皮汤。痰热壅结,便秘腹满者,加大黄、风化硝。痰鸣喘息,不能平卧者,加射干、葶苈子。若痰热伤津,口干舌燥,加花粉、知母、麦冬。

(3)痰瘀阻肺

①证候:咳嗽痰多,色白或呈泡沫,喉间痰鸣,喘息不能平卧,胸部膨满,憋闷如塞,面色灰白而暗,唇甲发绀,舌质暗或紫,舌下瘀筋增粗,苔腻或浊腻,脉弦滑。

②治则:涤痰祛瘀,泻肺平喘。

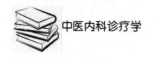

③主方:葶苈大枣泻肺汤合桂枝茯苓丸。

④方药:葶苈子、大枣、桂枝、茯苓、丹皮、赤芍。

痰多可加三子养亲汤化痰下气平喘。本证亦可用苏子降气汤加红花、丹参等。若腑气不利,大便不畅者,加大黄、厚朴。

（4）痰蒙神窍

①证候:咳逆喘促日重,咳痰不爽,表情淡漠,嗜睡,甚或意识蒙眬,谵妄,烦躁不安,入夜尤甚,昏迷,撮空理线,或肢体困动,抽搐,舌质暗红或淡紫,或紫绛,苔白腻或黄腻,脉细滑数。

②治则:涤痰开窍。

③主方:涤痰汤合安宫牛黄丸或至宝丹。

④方药:半夏、茯苓、甘草、竹茹、胆南星、橘红、枳实、菖蒲、人参。加安宫牛黄丸或至宝丹清心开窍。

若舌苔白腻而有寒象者,以制南星易胆南星,开窍可用苏合香丸。若痰热内盛,身热,烦躁,谵语,神昏,舌红苔黄者,加黄芩、桑白皮、葶苈子、天竺黄、竹沥。热结大肠,腑气不通者,加大黄、风化硝,或用凉膈散或增液承气汤。若痰热引动肝风而有抽搐者,加钩藤、全蝎、羚羊角粉。唇甲发绀,瘀血明者,加红花、桃仁、水蛭。如热伤血络,见皮肤黏膜出血、咯血、便血色鲜者,配清热凉血止血药,如水牛角、生地、丹皮、紫珠草、生大黄等;如血色晦暗,肢冷,舌淡胖,脉沉微,为阳虚不统,气不摄血者,配温经摄血药,如炮姜、侧柏炭、童便或黄土汤、柏叶汤。

（5）肺肾气虚

①证候:呼吸浅短难续,咳声低怯,胸满短气,甚则张口抬肩,倚息不能平卧,咳嗽,痰如白沫,咯吐不利,心慌,形寒汗出,面色晦暗,舌淡或黯紫,苔白润,脉沉细无力。

②治则:补肺纳肾,降气平喘。

③主方:补虚汤合参蛤散。

④方药:人参、黄芪、茯苓、甘草、蛤蚧、五味子、干姜、半夏、厚朴、陈皮。还可加桃仁、川芎、水蛭。

若肺虚有寒,怕冷,舌质淡,加桂枝、细辛。兼阴伤,低热,舌红苔少,加麦冬、玉竹、知母;如见面色苍白,冷汗淋漓,四肢厥冷,血压下降,脉微欲绝等喘脱危象者,急加参附汤送服蛤蚧粉或黑锡丹。另参附、生脉、参麦、参附青注射液也可酌情选用。

（6）阳虚水泛

①证候:面浮,下肢肿,甚或一身悉肿,脘痞腹胀,或腹满有水,尿少,心悸,喘咳不

能平卧,咳痰清稀;怕冷,面唇青紫,舌胖质黯,苔白滑,脉沉虚数或结代。

②治则:温阳化饮利水。

③主方:真武汤合五苓散。

④方药:附子、桂枝、茯苓、白术、猪苓、泽泻、生姜、白芍。还可加红花、赤芍、泽兰、益母草、北五加皮。

水肿势剧,上溃心肺,心悸喘满,倚息不得卧,咳吐白色泡沫痰涎者,加沉香、黑白丑、椒目、葶苈子。

4.3.6 肺痈

4.3.6.1 初期

症状:发热微恶寒,咳嗽,咯黏液痰或黏液脓性痰,痰量由少渐多,胸痛,咳时尤甚,呼吸不利,口干鼻燥,舌苔薄黄或薄白,脉浮数而滑。

治法:清热散邪。

方药:银翘散。方中用银花、连翘、芦根、竹叶辛凉宣泄,清热解毒;配荆芥、薄荷、豆豉助银花、连翘以辛散表邪,透热外出;桔梗、甘草、牛蒡子轻宣肺气。若内热转甚,身热,恶寒不显,咳痰黄稠,口渴者,酌加石膏、黄芩、鱼腥草以清肺泄热。痰热蕴肺,咳甚痰多,配杏仁、浙贝母、桑白皮、冬瓜仁、枇杷叶肃肺化痰。肺气不利,胸痛,呼吸不畅者,配瓜蒌皮、郁金宽胸理气。

4.3.6.2 成痈期

症状:身热转甚,时时振寒,继则壮热不寒,汗出烦躁,咳嗽气急,胸满作痛,转侧不利,咳吐浊痰,呈现黄绿色,自觉喉间有腥味,口干咽燥,舌苔黄腻,脉滑数。

治法:清肺化瘀消痈。

方药:千金苇茎汤合如金解毒散。千金苇茎汤用苇茎、苡仁、冬瓜仁、桃仁。如金解毒散用黄芩、黄连、山栀、黄柏、甘草、桔梗。两方合用则具清热解毒,化浊祛痰,活血散瘀,解痰、瘀、热毒之壅滞,以散结消痈。另可酌加银花、蒲公英、紫花地丁、鱼腥草、败酱草等以加强清热解毒。大便秘结者加大黄通腑泻热。热毒瘀结,咯脓浊痰,腥臭味甚者,可合犀黄丸以解毒化瘀。咳痰黄稠,酌配桑白皮、瓜蒌、射干、海蛤壳以清化痰热。痰浊阻肺,咳而喘满,咳痰浓浊量多,不得平卧者,加葶苈予以泻肺泄浊。胸满作痛,转侧不利者,加浙贝母、乳香、没药散结消痈。

4.3.6.3 溃脓期

症状:突然咯吐大量血痰,或痰如米粥,腥臭异常,有时咯血,胸中烦满而痛,甚则

气喘不能平卧,仍身热面赤,烦渴喜饮,舌质红,苔黄腻,脉滑数或实数。

治法:排脓解毒。

方药:加味桔梗汤。方用桔梗(用量宜大)、薏苡仁、贝母、橘红、银花、甘草、葶苈子、白及。另可加黄芩、鱼腥草、野荞麦根、败酱草、蒲公英等清肺解毒排脓。咯血酌加丹皮、山栀、蒲黄、藕节、三七等凉血化瘀止血。痈脓排泄不畅,脓液量少难出,配山甲片、皂角刺以溃痈排脓,但咯血者禁用。气虚无力排脓者,加生黄芪益气托里排脓。津伤明显,口干舌燥者,可加玄参、麦冬、花粉以养阴生津。

4.3.6.4　恢复期

症状:身热渐退,咳嗽减轻,咯吐脓血渐少,臭味亦减,痰液转为清稀,或见胸胁隐痛,难以久卧,气短乏力,自汗,盗汗,低热,午后潮热,心烦,口干咽燥,面色不华,形瘦神疲,舌质红或淡红,苔薄,脉细或细数无力。

治法:益气养阴清肺。

方药:沙参清肺汤合竹叶石膏汤。方用黄芪、太子参、粳米、北沙参、麦冬、石膏、桔梗、薏苡仁、冬瓜仁、半夏、白及、合欢皮。低热可酌加功劳叶、地骨皮、白薇以清虚热。若脾虚食少便溏者,加白术、茯苓、山药补益脾气,培土生金。若邪恋正虚,咳嗽,咯吐脓血痰日久不净,或痰液一度清稀而复转臭浊,病情时轻时重,反复迁延不愈,当扶正祛邪,益气养阴,排脓解毒,酌加鱼腥草、败酱草、野荞麦根等清热解毒消痈。

4.4　心脑病证

4.4.1　治疗要点

4.4.1.1　心脑病实证治疗宜祛邪以损其有余,兼用重镇安神

痰火扰心者,宜清心豁痰泻火;饮遏心阳。宜温阳化饮;心血瘀阻,宜活血化瘀通络;脑脉受损,宜活血化瘀,化痰开窍;痰火、水饮、瘀血扰动心神,心神不安,宜重镇安神。心脑病证多属本虚标实之证,多表现为虚实夹杂,宜在上述治疗原则的基础上,结合气血阴阳虚损的不同,辨证论治。

4.4.1.2　心脑病证虚证当补其不足,兼以养心安神

心气虚者,宜补心气;心血虚,宜养心血;心阴虚,宜滋心阴;心阳虚,宜温心阳;脑髓空虚,宜补肾填髓。气血亏虚,心神失养,故多兼用养心安神之法。由于气属阳,血

属阴,故心气虚进一步发展,气损及阳而成心阳虚,心阴虚亦多兼心血虚,所以治疗心阳虚必加用补心气药,治心阴虚亦加用养心血药。

而治疗心气虚可酌加少许温心阳药,取少火生气之意;养心血时可加补气之药,益气以生血。若心脑气血双亏,阴阳俱虚,应两者兼治。

4.4.1.3　重视结合他脏治疗心脑病证

心脑病证虽然病位在心,但与肺、肝、脾、肾都有密切关系,应综合分析,全面治疗。心主血,肺主气,气以帅血,若心气不足,血行不畅,致使肺气宣降输布失常;肺气虚弱,宗气不足,血运无力,临床表现为心肺两虚,治宜补益心肺。肝主疏泄,调理全身气机,情志所伤,气机郁滞,可产生气滞血瘀,或气郁化火生痰;气血逆乱,还可痹阻脑脉或血溢脑脉。心主血,脾统血,思虑过度伤及心脾,或脾虚气血生化乏源,统摄无权,引起心血亏耗,表现心脾两虚,治当补益心脾。正常人心肾相交,若肾阴不足,心火独亢,或心火炽盛,独亢于上,不能交下,表现为心肾不交证,治宜滋阴降火,交通心肾。肾主骨生髓,年老或久病肾精亏虚,以致脑髓空虚,治疗则应多从补肾填精着手。

4.4.1.4　急性期重视病情监护,缓解期重视调养

心脑病证在急性发作期,应强化病情监护,注意神志、舌苔、脉象、呼吸、血压等变化,加强夜间巡视,做好各种急救措施准备,必要时予以吸氧、心电监护及保留静脉通道等,危重者应当中西医结合救治。缓解期应使患者保持心情舒畅,避免情志过极;饮食应予易消化吸收、营养结构合理、少食刺激性的饮食,保持大便通畅;劳逸适度,保证充分休息及充足的睡眠,力所能及地适当活动,以不加重病情为度。

4.4.2　心悸

4.4.2.1　心虚胆怯

证候:心悸不宁,善惊易恐,坐卧不安,少寐多梦而易惊醒,食少纳呆,恶闻声响,苔薄白,脉细略数或细弦。

治则:镇惊定志,养心安神。

主方:安神定志丸。可加琥珀、磁石重镇安神。

4.4.2.2　心脾两虚

证候:心悸气短,头晕目眩,少寐多梦,健忘,面色无华,神疲乏力,纳呆食少,腹胀便溏,舌淡红,脉细弱。

治则:补血养心,益气安神。

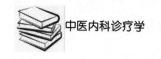

主方:归脾汤。

若心悸气短,神疲乏力,心烦失眠,五心烦热,自汗盗汗,胸闷,面色无华,舌淡红少津,苔少或无,脉细数,为气阴两虚,治以益气养阴,养心安神,用炙甘草汤加减。气虚甚者加黄芪、党参;血虚甚者加当归、熟地;阳虚甚而汗出肢冷,脉结或代者,加附片、肉桂;阴虚甚者,加麦冬、阿胶、玉竹;自汗、盗汗者,加麻黄根、浮小麦。

4.4.2.3　阴虚火旺

证候:心悸易惊,心烦失眠,五心烦热,口干,盗汗,思虑劳心则症状加重,伴有耳鸣,腰酸,头晕目眩,舌红少津,苔薄黄或少苔,脉细数。

治则:滋阴清火,养心安神。

主方:黄连阿胶汤。

肾阴亏虚、虚火妄动、遗精腰酸者,加龟板、熟地、知母、黄柏,或加服知柏地黄丸,滋补肾阴,清泻虚火。阴虚而火热不明显者,可改用天王补心丹滋阴养血;养心安神。心阴亏虚、心火偏旺者,可改服朱砂安神丸养阴清热、镇心安神。

若阴虚夹有瘀热者,可加丹参、赤芍、丹皮等清热凉血,活血化瘀。夹有痰热者,可加用黄连温胆汤,清热化痰。

4.4.2.4　心阳不振

证候:心悸不安,胸闷气短,动则尤甚,面色苍白,形寒肢冷,舌淡苔白,脉虚弱,或沉细无力。治则:温补心阳,安神定悸。主方:桂枝甘草龙骨牡蛎汤。

大汗出者,重用人参、黄芪,加煅龙骨、煅牡蛎、山萸肉,或用独参汤煎服;心阳不足、寒象突出者,加黄芪、人参、附子益气温阳;夹有瘀血者,加丹参、赤芍、桃仁、红花等。

4.4.2.5　水饮凌心

证候:心悸,胸闷痞满,渴不欲饮,下肢浮肿,形寒肢冷,伴有眩晕,恶心呕吐,流涎,小便短少,舌淡苔滑或沉细而滑。

治则:振奋心阳,化气利水。

主方:苓桂术甘汤。

兼见恶心呕吐,加半夏、陈皮、生姜皮和胃降逆止呕;尿少肢肿,加泽泻、猪苓、防己、大腹皮、车前子利水渗湿;兼见水湿上凌于肺,肺失宣降,出现咳喘,加杏仁、桔梗以开宣肺气,葶苈子、五加皮、防己以泻肺利水;兼见瘀血者,加当归、川芎、丹参活血化瘀。

若肾阳虚衰,不能制水,水气凌心,症见心悸,咳喘,不能平卧,浮肿,小便不利可用真武汤,温阳化气利水。

4.4.2.6　心血瘀阻

证候:心悸,胸闷不适,心痛时作,痛如针刺,唇甲青紫,舌质紫暗或有瘀斑,脉涩或结或代。

治则:活血化瘀,理气通络。

主方:桃仁红花煎。

胸部窒闷不适,去生地之滋腻,加沉香、檀香、降香利气宽胸。胸痛甚,加乳香、没药、五灵脂、蒲黄、三七粉等活血化瘀,通络定痛。兼气虚者,去理气之青皮,加黄芪、党参、黄精补中益气。兼血虚者,加何首乌、枸杞子、熟地滋养阴血。兼阴虚者,加麦冬、玉竹、女贞子滋阴。兼阳虚者,加附子、肉桂、淫羊藿温补阳气。兼挟痰浊,而见胸满闷痛,苔浊腻者,加瓜蒌、薤白、半夏理气宽胸化痰。

心悸由瘀血所致,也可选用丹参饮或血府逐瘀汤。

4.4.2.7　痰火扰心

证候:一心悸时发时止,受惊易作,胸闷烦躁,失眠多梦,口干苦,大便秘结,小便短赤,舌红苔黄腻,脉弦滑。

治则:清热化痰,宁心安神。

主方:黄连温胆汤。

可加栀子、黄芩、全瓜蒌,以加强清火化痰之功。可加生龙骨:生牡蛎、珍珠母、石决明镇心安神。若大便秘结者,加生大黄泻热通腑。火热伤阴者,加沙参、麦冬、玉竹、天冬、生地滋阴养液。

重症心悸时应予心电监护,中西药物综合抢救治疗,常用的中药抢救措施有:

脉率快速型心悸可选用生脉注射液静脉缓慢注射,或静脉滴注,也可用强心灵、福寿草总甙、万年青甙,缓慢静注。

脉率缓慢型心悸可选用参附注射液或人参注射液缓慢静注或静脉滴注。

4.4.3　胸痹心痛

首先当掌握标本虚实,标实应区别阴寒、痰浊、气滞、血瘀的不同,本虚又应区别阴阳气血之虚。治疗原则应先治其标,后顾其本,或标本同治,虚实兼顾。治标常以散寒、化痰、行气、活血为主,扶正固本包括温阳、补气、益气养阴等法。活血通脉是其基本治法。

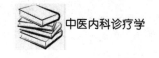

4.4.3.1 寒凝心脉

证候:卒然心痛如绞,或心痛彻背,背痛彻心,或感寒痛甚,心悸气短,形寒肢冷,冷汗自出,苔薄白,脉沉紧或促。多因气候骤冷或感寒而发病或加重。

治则:温经散寒,活血通痹。

主方:枳实薤白桂枝汤合当归四逆汤。

若疼痛剧烈,心痛彻背,背痛彻心,痛无休止,伴有身寒肢冷,气短喘息,脉沉紧或沉微者,为阴寒极盛,胸痹心痛重证,治以温阳逐寒止痛,方用乌头赤石脂丸。苏合香丸或冠心苏合香丸,芳香化浊,理气温通开窍,发作时含化可即速止痛。

阳虚之人,虚寒内生,同气相召而易感寒邪,而寒邪又可进一步耗伤阳气,故寒凝心脉时临床常伴阳虚之象,宜配合温补阳气之剂,以温阳散寒,不可一味用辛散寒邪之法,以免耗伤阳气。

4.4.3.2 气滞心胸

证候:心胸满闷不适,隐痛阵发,痛无定处,时欲太息,遇情志不遂时容易诱发或加重,或兼有脘腹胀闷,得嗳气或矢气则舒,苔薄或薄腻,脉细弦。

治则:疏调气机,和血舒脉。

主方:柴胡疏肝散。

若兼有脘胀、嗳气、纳少等脾虚气滞的表现,可用逍遥散疏肝行气,理脾和血。若气郁日久化热,心烦易怒,口干,便秘,舌红苔黄,脉数者,用丹栀逍遥散疏肝清热。如胸闷心痛明显,为气滞血瘀之象,可合用失笑散,以增强活血行瘀、散结止痛之作用。

气滞心胸之胸痹心痛,可根据病情需要,选用木香、沉香、降香、檀香、延胡索、厚朴、枳实等芳香理气及破气之品,但不宜久用,以免耗散正气。如气滞兼见阴虚者可选用佛手、香橼等理气而不伤阴之品。

4.4.3.3 痰浊闭阻

证候:胸闷重而心痛轻,形体肥胖,痰多气短,遇阴雨天而易发作或加重,伴有倦怠乏力,纳呆便溏,口黏,恶心,咯吐痰涎,苔白腻或白滑,脉滑。

治则:通阳泄浊,豁痰开结。

主方:瓜蒌薤白半夏汤合涤痰汤。

若患者痰黏稠,色黄,大便干,苔黄腻,脉滑数,为痰浊郁而化热之象,用黄连温胆汤清热化痰,因痰阻气机,可引起气滞血瘀。另外,痰热与瘀血往往互结为患,故要考虑到血脉滞涩的可能,常配伍郁金、川芎理气活血,化瘀通脉。

若痰浊闭塞心脉,卒然剧痛,可用苏合香丸芳香温通止痛;因于痰热闭塞心脉者用猴枣散,清热化痰,开窍镇惊止痛。

胸痹心痛,痰浊闭阻可酌情选用天竺黄、天南星、半夏、瓜蒌、竹茹、苍术、桔梗、莱菔子、浙贝母等化痰散结之品,但由于脾为生痰之源,临床应适当配合健脾化湿之品。

4.4.3.4 瘀血痹阻

证候:心胸疼痛剧烈,如刺如绞,痛有定处,甚则心痛彻背,背痛彻心,或痛引肩背,伴有胸闷,日久不愈,可因暴怒而加重,舌质暗红,或紫暗,有瘀斑,舌下瘀筋,苔薄,脉涩或结、代、促。

治则:活血化瘀,通脉止痛。

主方:血府逐瘀汤。

寒(外感寒邪或阳虚生内寒)则收引、气滞血瘀、气虚血行滞涩等都可引起血瘀,故本型在临床最常见,并在以血瘀为主症的同时出现相应的兼症。兼寒者,可加细辛、桂枝等温通散寒之品;兼气滞者,可加沉香、檀香辛香理气止痛之品;兼气虚者,加黄芪、党参、白术等补中益气之品。若瘀血痹阻重证,表现胸痛剧烈,可加乳香、没药、郁金、延胡索、降香、丹参等加强活血理气止痛的作用。

活血化瘀法是胸痹心痛常用的治法,可选用三七、川芎、丹参、当归、红花、苏木、赤芍、泽兰、牛膝、桃仁、鸡血藤、益母草、水蛭、王不留行、丹皮、山楂等活血化瘀药物,但必须在辨证的基础上配伍使用,才能获得良效。另外,使用活血化瘀法时要注意种类、剂量,并注意有无出血倾向或征象,一旦发现,立即停用,并予相应处理。

4.4.3.5 心气不足

证候:心胸阵阵隐痛,胸闷气短,动则益甚,心中动悸,倦怠乏力,神疲懒言,面色㿠白,或易出汗,舌质淡红,舌体胖且边有齿痕,苔薄白,脉细缓或结代。

治则:补养心气,鼓动心脉。

主方:保元汤。

若兼见心悸气短,头昏乏力,胸闷隐痛,口干咽干,心烦失眠,舌红或有齿痕者,为气阴两虚,可用养心汤,养心宁神,方中当归、生地、熟地、麦冬滋阴补血;人参、五味子、炙甘草补益心气;酸枣仁、柏子仁、茯神养心安神。

补心气药常用人参、党参、黄芪、大枣、太子参等,如气虚显著可少佐肉桂,补少火而生气。亦可加用麦冬、玉竹、黄精等益气养阴之品。

4.4.3.6 心阴亏损

证候:心胸疼痛时作,或灼痛,或隐痛,心悸怔忡,五心烦热,口燥咽干,潮热盗汗,

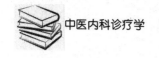
舌红少泽,苔薄或剥,脉细数或结代。

治则:滋阴清热,养心安神。

主方:天王补心丹合炙甘草汤。

若阴不敛阳,虚火内扰心神,心烦不寐,舌尖红少津者,可用酸枣仁汤清热除烦安神;如不效者,再予黄连阿胶汤,滋阴清火,宁心安神。若阴虚导致阴阳气血失和,心悸怔忡症状明显,脉结代者,用炙甘草汤,方中重用生地,配以阿胶、麦冬、麻仁滋阴补血,以养心阴;人参、大枣补气益胃,资脉之本源;桂枝、生姜以行心阳。诸药同用,使阴血得充,阴阳调和,心脉通畅。

若心肾阴虚,兼见头晕,耳鸣,口干,烦热,心悸不宁,腰膝酸软,用左归饮补益肾阴,或河车大造丸滋肾养阴清热。若阴虚阳亢,风阳上扰,加珍珠母、磁石、石决明等重镇潜阳之品,或用羚羊钩藤汤加减。如心肾真阴欲竭,当用大剂西洋参、鲜生地、石斛、麦冬、山萸肉等急救真阴,并佐用生牡蛎、乌梅肉、五味子、甘草等酸甘化阴且敛其阴。

4.4.3.7　心阳不振

证候:胸闷或心痛较著,气短,心悸怔忡,自汗,动则更甚,神倦怯寒,面色晄白,四肢欠温或肿胀,舌质淡胖,苔白腻,脉沉细迟。

治则:补益阳气,温振心阳。

主方:参附汤合桂枝甘草汤。

若心肾阳虚,可合肾气丸治疗,方以附子、桂枝(或肉桂)补水中之火,用六味地黄丸壮水之主,从阴引阳,合为温补心肾而消阴翳。心肾阳虚兼见水饮凌心射肺,而出现水肿、喘促、心悸,用真武汤温阳化气行水,以附子补肾阳而祛寒邪,与芍药合用,能入阴破结,敛阴和阳,茯苓、白术健脾利水,生姜温散水气。若心肾阳虚,虚阳欲脱厥逆者,用四逆加人参汤,温阳益气,回阳救逆。若见大汗淋漓、脉微欲绝等亡阳证,应用参附龙牡汤,并加用大剂山萸肉,以温阳益气,回阳固脱。

4.4.4　眩晕

4.4.4.1　肝阳上亢

症状:眩晕耳鸣,头痛且胀,遇劳、恼怒加重,肢麻震颤,失眠多梦,急躁易怒,舌红苔黄,脉弦。

治法:平肝潜阳,滋养肝肾。

方药;天麻钩藤饮。

方中天麻、钩藤、石决明乎肝熄风;黄芩、栀子清肝泻火;益母草活血利水;牛膝引血下行,配合杜仲、桑寄生补益肝肾;茯神、夜交藤养血安神定志。全方共奏平肝潜阳,滋补肝肾之功。若见阴虚较盛,舌红少苔,脉弦细数较为明显者,可选生地、麦冬、玄参、何首乌、生白芍等滋补肝肾之阴。若肝阳化火,肝火亢盛,表现为眩晕、头痛较甚,耳鸣、耳聋暴作,目赤,口苦,舌红苔黄燥,脉弦数,可选用龙胆草、丹皮、菊花、夏枯草等清肝泻火。便秘者可选加大黄、芒硝或当归龙荟丸以通腑泄热。眩晕剧烈,呕恶,手足麻木或肌肉困动者,有肝阳化风之势,尤其对中年以上者要注意是否有引发中风病的可能,应及时治疗,可加珍珠母、生龙骨、生牡蛎等镇肝熄风,必要时可加羚羊角以增强清热熄风之力。

4.4.4.2 肝火上炎

症状:头晕且痛,其势较剧,目赤口苦,胸胁胀痛,烦躁易怒,寐少多梦,小便黄,大便干结,舌红苔黄,脉弦数。

治法:清肝泻火,清利湿热。

方药:龙胆泻肝汤。,

方用龙胆草、栀子、黄芩清肝泻火;柴胡、甘草疏肝清热调中;木通、泽泻、车前子清利湿热;生地、当归滋阴养血。全方清肝泻火利湿,清中有养,泻中有补。若肝火扰动心神,失眠、烦躁者,加磁石、龙齿、珍珠母、琥珀,清肝热且安神。肝火化风,肝风内动,肢体麻木、颤震,欲发中风病者,加全蝎、蜈蚣、地龙、僵蚕,平肝熄风,清热止痉。

4.4.4.3 痰浊上蒙

症状:眩晕,头重如蒙,视物旋转,胸闷作恶,呕吐痰涎,食少多寐,苔白腻,脉弦滑。

治法:燥湿祛痰,健脾和胃。

方药:半夏白术天麻汤。

方中二陈汤理气调中,燥湿祛痰;配白术补脾除湿,天麻养肝熄风;甘草、生姜、大枣健脾和胃,调和诸药。头晕头胀,多寐,苔腻者,加藿香、佩兰、石菖蒲等醒脾化湿开窍;呕吐频繁,加代赭石、竹茹和胃降逆止呕;脘闷、纳呆、腹胀者,加厚朴、白蔻仁、砂仁等理气化湿健脾;耳鸣、重听者,加葱白、郁金、石菖蒲等通阳开窍。

痰浊郁而化热,痰火上犯清窍,表现为眩晕,头目胀痛,心烦口苦,渴不欲饮,苔黄腻,脉弦滑,用黄连温胆汤清化痰热。若素体阳虚,痰从寒化,痰饮内停,上犯清窍者,用苓桂术甘汤合泽泻汤温化痰饮。

4.4.4.4 瘀血阻窍

症状:眩晕头痛,兼见健忘,失眠,心悸,精神不振,耳鸣耳聋,面唇紫暗,舌瘀点或

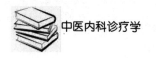

瘀斑,脉弦涩或细涩。

治法:活血化瘀,通窍活络。

方药:通窍活血汤。

方中用赤芍、川芎、桃仁、红花活血化瘀通络;麝香芳香走窜,开窍散结止痛,老葱散结通阳,二者共呈开窍通阳之功;黄酒辛窜,以助血行;大枣甘温益气,缓和药性,配合活血化瘀、通阳散结开窍之品,以防耗伤气血。全方共呈活血化瘀、通窍活络之功。若见神疲乏力,少气自汗等气虚证者,重用黄芪,以补气固表,益气行血;若兼有畏寒肢冷,感寒加重者,加附子、桂枝温经活血;若天气变化加重,或当风而发,可重用川芎,加防风、白芷、荆芥穗、天麻等理气祛风之晶。

4.4.4.5　气血亏虚

症状:头晕目眩,动则加剧,遇劳则发,面色㿠白,爪甲不荣,神疲乏力,心悸少寐,纳差食少,便溏,舌淡苔薄白,脉细弱。

治法:补养气血,健运脾胃。

方药:归脾汤。

方中黄芪、人参、白术、当归健脾益气生血;龙眼肉、茯神、远志、酸枣仁养心安神;木香理气醒脾,使其补而不滞;甘草调和诸药。全方有补养气血,健运脾胃,养心安神之功效。若气虚卫阳不固,自汗时出,易于感冒,重用黄芪,加防风、浮小麦益气固表敛汗;脾虚湿盛,泄泻或便溏者,加薏苡仁、泽泻、炒扁豆,当归炒用健脾利水;气损及阳,兼见畏寒肢冷,腹中冷痛等阳虚症状,加桂枝、干姜温中散寒;血虚较甚,面色㿠白无华,加熟地、阿胶、紫河车粉(冲服)等养血补血,并重用参芪以补气生血。

若中气不足,清阳不升,表现时时眩晕,气短乏力,纳差神疲,便溏下坠,脉象无力者,用补中益气汤补中益气,升清降浊。

4.4.4.6　肝肾阴虚

症状:眩晕久发不已,视力减退,两目干色恩涩,少寐健忘,心烦口干,耳鸣,神疲乏力,腰酸膝软,遗精,舌红苔薄,脉弦细。

治法:滋养肝肾,养阴填精。

方药:左归丸。

方中熟地、山萸肉、山药滋阴补肾;枸杞子、菟丝子补益肝肾,鹿角霜助肾气,三者生精补髓,牛膝强肾益精,引药人肾;龟板胶滋阴降火,补肾壮骨。全方共呈滋补肝肾,养阴填精之功效。若阴虚生内热,表现咽干口燥,五心烦热,潮热盗汗,舌红,脉弦细数者,可加炙鳖甲、知母、青蒿等滋阴清热;心肾不交、失眠、多梦、健忘者,加阿胶、鸡子黄、酸枣仁、柏子仁等交通心肾,养心安神;若水不涵木,肝阳上亢者,可加清肝、平肝、镇肝之晶,如龙胆草、柴胡、天麻等。

4.4.5　中风病

4.4.5.1　肝阳暴亢、风火上扰

证候:半身不遂、口舌歪斜,舌强语蹇或不语,偏身麻木,眩晕头痛,面红目赤,口苦咽干,心烦易怒,尿赤便干,舌质红或红绛,舌苔薄黄,脉弦有力。

治则:镇肝熄风、滋阴潜阳。

主方:镇肝熄风汤加减。

方药:怀牛膝、代赭石、龙骨、牡蛎、白芍、玄参、龟板、天冬、茵陈、川楝子、生麦芽、甘草。

如肝阳上亢甚者加天麻、钩藤以增强平肝熄风之力;心烦甚者加栀子、黄芩以清热除烦;头痛较重者加羚羊角、石决明、夏枯草以清熄风阳;痰热较重者,加胆星、竹沥、川贝母以清化痰热。

4.4.5.2　风痰瘀血、痹阻脉络

证候:半身不遂,口舌歪斜,舌强言蹇或不语,偏身麻木,头晕目眩、舌质暗淡,舌苔薄白或白腻,脉弦滑。

治则:祛风、养血、活血、化痰通络。

主方:大秦艽汤加减。

方药:秦艽、羌活、独活、防风、当归、白芍、熟地、川芎、白术、茯苓、黄芩、石膏、生地。

如年老体衰者,加黄芪以益气扶正。如呕逆痰盛、苔腻脉滑甚者,去地黄,加半夏、南星、白附子、全蝎等祛风痰,通经络。无内热者可去石膏、黄芩。

4.4.5.3　痰热腑实、风痰上扰

证候:半身不遂,口舌歪斜,舌强言蹇或不语,偏身麻木,腹胀,便干便秘,头晕目眩,咳痰痰或痰多,舌质暗红或暗淡,苔黄或黄腻,脉弦滑或偏瘫侧弦滑而大。

治则:化痰通腑。

主方:星蒌承气汤《验方》加减。

方药:胆南星、全瓜蒌、生大黄、芒硝。

如药后大便通畅,则腑气通,痰热减,病情有一定程度好转。本方使用硝黄剂量应

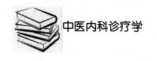

视病情及体质而定,一般控制在 10～15 克左右,以大便通泻、涤除痰热积滞为度,不可过量,以免伤正。腑气通后应予清化痰热、活血通络药,如胆南星、全瓜蒌、丹参、赤芍、鸡血藤。如头晕重,可加钩藤、菊花、珍珠母。若舌质红而烦躁不安,彻夜不眠者,属痰热内蕴而兼阴虚,可选加鲜生地、沙参、麦冬、玄参、茯苓,夜交藤等育阳安神之品,但不宜过多,否则有碍于涤除痰热。

4.4.5.4　气虚血瘀

证候:半身不遂,口舌歪斜,言语蹇涩或不语,偏身麻木,面色㿠白,气短乏力,口流涎,自汗出,心悸便溏,手足肿胀,舌质暗淡,舌苔薄白或白腻,脉沉细,细缓或细弦。

治则:益气活血。

主方:补阳还五汤加减。

方药:生黄芪、当归尾、川芎、赤芍、桃仁、红花、地龙。

如半身不遂较重加桑枝、穿山甲、水蛭等药加重活血通络、祛瘀生新作用;言语不利甚者加菖蒲、远志以化痰开窍;手足肿胀明显者加茯苓、泽泻、薏仁、防己等淡渗利湿;大便溏甚者去桃仁加炒白术、山药以健脾。

4.4.5.5　阴虚风动

证候:半身不遂,口舌歪斜,舌强言蹇或不语,偏身麻木,烦躁失眠,眩晕耳鸣,手足心热,舌质红绛或暗红,少苔或无苔,脉细弦或细弦数。

治则:滋阴熄风。

主方:大定风珠加减。

方药:鸡子黄、阿胶、地黄、麦冬、白芍、龟板、鳖甲、五味子、炙甘草。

如偏瘫较重者可加牛膝、木瓜、地龙、蜈蚣、桑枝等通经活络之品;如舌质暗红、脉涩等有血瘀证时加丹参、鸡血藤、桃仁、地鳖等以活血祛瘀;语言不利甚者加菖蒲、郁金、远志开音利窍。

4.4.6　失眠

4.4.6.1　心火偏亢

症状:心烦不寐,躁扰不宁,怔忡,口干舌燥,小便短赤,口舌生疮,舌尖红,苔薄黄,脉细数。

治法:清心泻火,宁心安神。

方药:朱砂安神丸。

方中朱砂性寒可胜热,重镇安神;黄连清心泻火除烦;生地、当归滋阴养血,养阴以配阳。可加黄芩、山栀、连翘,加强本方清心泻火之功。本方宜改丸为汤,朱砂用少量冲服。

若胸中懊憹,胸闷泛恶,加豆豉、竹茹,宜通胸中郁火;若便秘溲赤,加大黄、淡竹叶、琥珀,引火下行,以安心神。

4.4.6.2 肝郁化火

症状:急躁昂怒,不寐多梦,甚至彻夜不眠,伴有头晕头胀,目赤耳鸣,口干而苦,便秘溲赤,舌红苔黄,脉弦而数。

治法:清肝泻火,镇心安神。

方药:龙胆泻肝汤。

方用龙胆草、黄芩、栀子清肝泻火;木通、车前子利小便而清热;柴胡疏肝解郁;当归、生地养血滋阴柔肝;甘草和中。可加朱茯神、生龙骨、生牡蛎镇心安神。若胸闷胁胀,善太息者,加香附、郁金以疏肝解郁。

4.4.6.3 痰热内扰

症状:不寐,胸闷心烦,泛恶,嗳气,伴有头重目眩,口苦,舌红苔黄腻,脉滑数。

治法:清化痰热,和中安神。

方药:黄连温胆汤。

方中半夏、陈皮、竹茹化痰降逆;茯苓健脾化痰;枳实理气和胃降逆;黄连清心泻火。

若心悸动甚,惊惕不安,加珍珠母、朱砂以镇惊安神定志。若实热顽痰内扰,经久不寐,或彻夜不寐,大便秘结者,可用礞石滚痰丸降火泻热,逐痰安神。

4.4.6.4 胃气失和

症状:不寐,脘腹胀满,胸闷嗳气,嗳腐吞酸,或见恶心呕吐,大便不爽,舌苔腻,脉滑。

治法:和胃化滞,宁心安神。

方药:保和丸。

方中山楂、神曲助消化,消食滞;半夏、陈皮、茯苓降逆和胃;莱菔子消食导滞;连翘散食滞所致的郁热。可加远志、柏子仁、夜交藤以宁心安神。

4.4.6.5 阴虚火旺

症状:心烦不寐,心悸不安,腰酸足软,伴头晕,耳鸣,健忘,遗精,口干津少,五心烦热,舌红少苔,脉细而数。

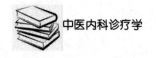

治法:滋阴降火,清心安神。

方药:六味地黄丸合黄连阿胶汤。

六味地黄丸滋补肾阴;黄连、黄芩直折心火;芍药、阿胶、鸡子黄滋养阴血。两方共奏滋阴降火之效。若心烦心悸,梦遗失精,可加肉桂引火归元,与黄连共用即为交泰丸以交通心肾,则心神可安。

4.4.6.6 心脾两虚

症状:多梦易醒,心悸健忘,神疲食少,头晕目眩,伴有四肢倦怠,面色少华,舌淡苔薄,脉细无力。

治法:补益心脾,养心安神。

方药:归脾汤。

方用人参、白术、黄芪、甘草益气健脾;当归补血;远志、酸枣仁、茯神、龙眼肉补心益脾,安神定志;木香行气健脾,使全方补而不滞。若心血不足,加熟地、芍药、阿胶以养;心血;失眠较重,加五味子、柏子仁有助养心宁神,或加夜交藤、合欢皮、龙骨、牡蛎以镇·静安神。若脘闷、纳呆、苔腻,加半夏、陈皮、茯苓、厚朴以健脾理气化痰。

若产后虚烦不寐,形体消瘦,面色㿠白,易疲劳,舌淡,脉细弱,或老人夜寐早醒而无·虚烦之证,多属气血不足,治宜养血安神,亦可用归脾汤合酸枣仁汤。

结　语

中医承载着中国古代人民同疾病作斗争的经验和理论知识,是在古代朴素的唯物论和自发的辨证法思想指导下,通过长期医疗实践逐步形成并发展成的医学理论体系。随着社会经济的发展,城市医学水平也得到完善。人们对于中医的相关相识的了解更加深入。随着我国医疗体制的深入改革,中医科学的研究和临床应用也呈现出系统化的特点。同时事物变化发展的规律要求中医内科临床研究要按照实际情况入手,及时更新诊断标准和疗效判定标准,创新优化理论知识,带到中医学科临床发展,从而解决越来越复杂的新疾病。